更年期：
情绪好不发胖抗衰老

刘宝琴 主编

U0320711

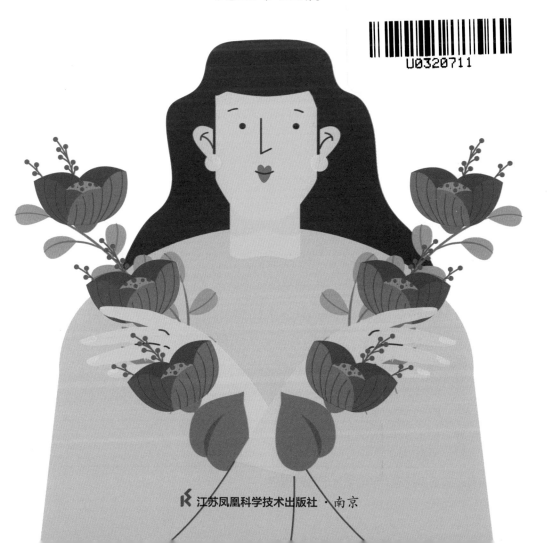

江苏凤凰科学技术出版社·南京

图书在版编目（CIP）数据

更年期：情绪好不发胖抗衰老 / 刘宝琴主编 .
南京：江苏凤凰科学技术出版社，2024.9. -- ISBN
978-7-5713-4449-8

Ⅰ . R711.75

中国国家版本馆 CIP 数据核字第 2024NY8403 号

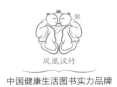

中国健康生活图书实力品牌

更年期：情绪好不发胖抗衰老

主　　　编	刘宝琴
全 书 设 计	汉　竹
责 任 编 辑	刘玉锋　王　超
特 邀 编 辑	张　瑜　郭　搏　韩　祎
责 任 设 计	蒋佳佳
责 任 校 对	仲　敏
责 任 监 制	刘文洋

出 版 发 行	江苏凤凰科学技术出版社
出版社地址	南京市湖南路 1 号 A 楼，邮编：210009
出版社网址	http://www.pspress.cn
印　　　刷	苏州工业园区美柯乐制版印务有限责任公司

开　　　本	720 mm×1 000 mm　1/16
印　　　张	10
字　　　数	200 000
版　　　次	2024 年 9 月第 1 版
印　　　次	2024 年 9 月第 1 次印刷

标 准 书 号	ISBN 978-7-5713-4449-8
定　　　价	35.00 元

图书如有印装质量问题，可向我社印务部调换。

导读

更年期身体会发生什么变化？
更年期为什么要经常做妇科检查？
更年期心血管会出现什么问题？
……

进入更年期的你是否遇到了以下问题：皮肤衰老、身体发福、记忆力减退、失眠……更年期综合征正在逐渐困扰你。本书介绍了女性进入更年期会发生的一系列变化，从"看得见"和"看不见"的变化出发，涵盖了子宫、卵巢、乳房、大脑、心血管等方面，带你了解更年期身体的变化。

在这里，我们一起探讨更年期夫妻之间应当如何相处、更年期应当如何面对性生活等敏感话题，以及更年期情绪莫名暴躁、焦虑的心理感受，帮助读者平稳度过更年期，坦然面对这一新的人生阶段。

目录

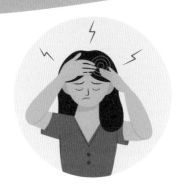

第一章
更年期真的来了吗

第二章
卵巢、子宫养护

第三章
乳房养护

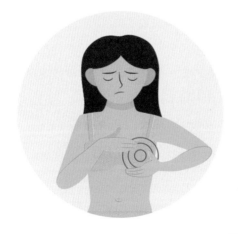

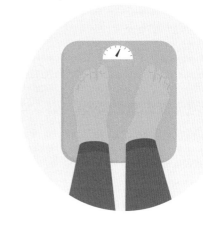

第四章

延缓衰老，拒绝容貌焦虑

第五章
养护大脑，稳定情绪

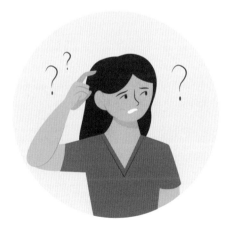

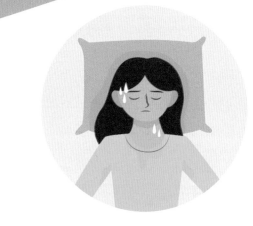

第六章
谨防更年期疾病

第七章
适时调整夫妻关系，生活更精彩

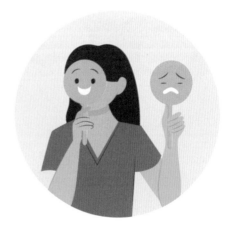

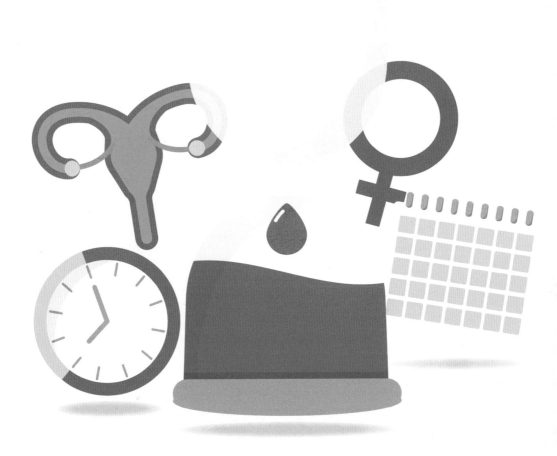

第一章
更年期真的来了吗

　　更年期也称围绝经期，对女性来说，是指卵巢功能从旺盛状态逐渐衰退到完全消失的一个过渡时期，包括绝经和绝经前后的一段时间。我们可以根据月经的情况，以及身体是否出现更年期常见的症状来判断自己是否进入了更年期。更年期是内分泌改变的时期，每个人都会有不同的反应，不能盲目根据别人的经验，就断定自己是否已经进入了更年期。

身体发生了什么变化

月经紊乱是更年期较明显的信号，步入更年期的女性会发现自己的月经周期逐渐延长、经量减少，直至停止。

看得见的变化

月经紊乱

体内激素水平下降、激素分泌不稳定，引起子宫内膜不规则脱落，导致月经周期发生改变。

失眠

更年期女性卵巢分泌的雌激素逐渐减少，造成神经内分泌失调、自主神经紊乱，出现失眠的症状。

皮肤问题

随着胶原蛋白的减少，更年期女性的皮肤可能会变薄、变松弛，出现色素沉着、皱纹增多等现象。

发胖

女性更年期时，体内的雌激素水平逐渐下降，导致新陈代谢减慢，脂肪堆积，从而出现身材肥胖的情况。

看不见的变化

心脑血管变化：女性体内的雌激素对于心脑血管能起到保护作用，当更年期女性的雌激素水平受卵巢功能衰退的影响发生断崖式下降时，它对于血管的保护作用会逐渐丧失。因此更年期的女性更容易出现心脑血管疾病。

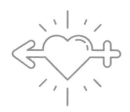

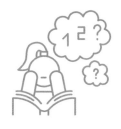

记忆力减退：很多女性在更年期时会出现记忆力减退、记不住事、忘东忘西等状况，对生活和工作造成了一定的影响。

骨质疏松：在这一时期，身体骨骼中的钙质会流失，从而引发骨质疏松的问题。其症状包括骨骼疼痛、骨折等，严重的骨质疏松还可能导致脊柱压缩性骨折等病症。

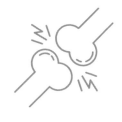

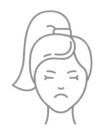

情绪变化：更年期激素的变化会使情绪产生较大的波动，可能会出现精神抑郁、情绪低落、焦躁不安、敏感多疑等现象。

激素的变化

上述的种种身体变化最终可以归结到同一个原因——激素变化。

孕激素：女性更年期明显的变化是卵巢功能衰退，因为激素的变化与卵巢功能衰竭关系很密切，所以内分泌会发生变化。无排卵的月经周期越来越多，孕激素就会越来越少。孕激素分泌减少会导致月经周期延长、经量减少，甚至数月一次月经。

雌激素：随着更年期的推进，卵巢功能逐渐衰退，雌激素水平下降速度加快，通常在绝经后1~2年才会稳定。

雄激素：女性的雄激素水平主要来源于肾上腺，卵巢也会分泌少量雄激素，雄激素水平主要和年龄有关。从绝经后早期开始，雄激素水平会随着年龄的增长逐渐降低，在老年阶段尤其突出。

甲状腺激素：女性在更年期会出现内分泌紊乱的问题，这一点也会影响甲状腺，出现甲状腺肿大、甲状腺结节、甲状腺功能亢进等病症。

肾上腺素：肾上腺素是肾上腺髓质分泌的主要激素，它对女性生殖系统有一定的影响。

更年期是人生的必经阶段

更年期是一个正常的生理过程，不是一种疾病，是女性从育龄期阶段过渡到老年阶段的时期。简单来说，更年期就和青春期一样，是女性人生中必经的一个阶段。女性朋友们要接受自然规律，接受身体的变化。

更年期是女性新的开始

更年期是女性生命中的一个新的开始，这时女性的身体和生命力会逐渐发生变化，但也正是在这个阶段，女性拥有了更多的自由，可以追求自己更想要的生活。

有的女性几十年来饱受痛经的折磨，在更年期绝经之后终于可以松口气，不会再因为月经来潮而出现身体乏力、腹痛等不适状况。还有的女性患有子宫内膜异位症，绝经后卵巢功能衰竭，激素水平下降，部分子宫内膜异位症会好转。所以，对女性而言，更年期是一段新的人生旅程。

重视保健，提前干预

女性更年期长短因人而异，有1~2年，也有3~4年甚至更久。在这一阶段女性应该积极学习并掌握相关知识，要明白更年期是一个自然的生理过渡时期，在身体出现各种症状之前，通过储备的健康知识进行干预。

同时，也要与家人和朋友充分沟通，这样在身体不舒服或者心情不佳的情况下，会得到更多理解和支持，可消除不必要的精神负担，帮你从容度过更年期。

什么是更年期综合征

更年期综合征（又叫围绝经期综合征）指的是更年期阶段身体出现的各种症状，是女性在这一期间内感受到的所有不适的总称。比如有些女性由于受到身体素质、营养状况等方面的影响，会出现潮热、心慌、月经紊乱等不适。对于更年期综合征，我们需要及时进行干预，如果视而不见，我们的身心健康就会受到伤害。

更年期综合征有哪些症状

情绪不稳：会有焦虑、易激动、暴躁、易怒等症状。

更年期肥胖：腹部及臀部的脂肪容易堆积起来，导致肥胖。

皮肤老化：皮肤干燥，弹性逐渐降低，会出现皱纹。

血管功能失调：阵发性潮红及潮热，突然感到胸部、颈部及面部发热出汗、畏寒，有时伴有心悸、气短、眩晕等症状。

月经失调：绝经前月经周期开始紊乱，经期延长、经血量增多甚至血崩，有些女性周期会延长、经血量减少。

性欲减退：阴道分泌物减少，性生活时出现疼痛感，导致性生活次数减少或产生厌恶性生活的情绪。

自主神经功能紊乱：可能引起头晕目眩、注意力不集中、失眠健忘、情绪紧张等症状。

更年期也分类型

根据进入更年期的状态，我们可以将更年期划分为以下三种类型。

自然更年期

女性一般情况下会在 45~55 岁进入更年期，此即自然更年期。自然更年期会持续 5~10 年，个别女性的更年期会持续更长时间。在这个过程中，一些女性的月经可能会在停止几个月后再次恢复，每次持续时间及血量不等。自然更年期的女性身体状况良好，因为是在循序渐进的状态下自然进入更年期的，所以身体能够适应更年期带来的种种变化。我们不用过于担心，只需要用科学的方法调养身体即可。

更年期提前

更年期提前是指 30~40 岁的女性提前进入更年期。这种女性有可能身患某种疾病，或者是长期处在一种慢性应激状态中，其中的原因可能是卵巢早衰、内分泌失调或精神压力长期过大等，这些因素会导致更年期持续的时间较短，大多在 1~3 年内结束。这种女性要做好充分的检查，找到身体提前进入更年期的原因，及时调理，让自己的身体以更好的状态进入下一个人生阶段。

特殊原因导致的更年期提前

这是指因为手术或因医学目的服用某些药品造成人工绝经，导致更年期提前的现象。这种情况下，我们的身体不能适应激素水平的快速下降，因此会出现一些症状，有可能还会很严重。此时，应根据具体的检查情况，适当补充激素来予以治疗。

第二章
卵巢、子宫养护

卵巢是女性体内生殖系统的重要组成部分，能够促进卵子生成并排卵，可以分泌雌激素和孕激素，具有生殖功能及内分泌功能。在更年期，卵巢功能会逐渐退化，直至卵巢萎缩，这是正常的生理过程。

更年期子宫缺乏雌激素刺激，逐渐开始收缩，子宫壁变薄、变硬，子宫韧带也会松弛，导致子宫脱垂的风险增加。更年期孕激素的缺乏会导致子宫内膜增生过快，进而导致无排卵性的子宫出血。

卵巢早衰，当心更年期提前

卵巢的组成

卵巢位于女性盆腔内，分内、外两个侧面，前、后缘和上、下两端。

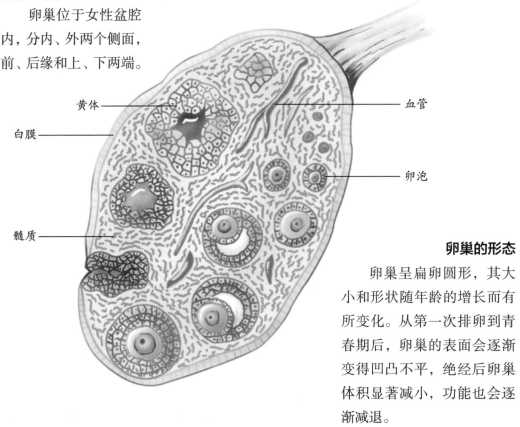

黄体

白膜

髓质

血管

卵泡

卵巢的形态

卵巢呈扁卵圆形，其大小和形状随年龄的增长而有所变化。从第一次排卵到青春期后，卵巢的表面会逐渐变得凹凸不平，绝经后卵巢体积显著减小，功能也会逐渐减退。

保护卵巢，防止早衰

卵巢是女性特有的器官，它不仅仅是卵子的唯一来源，同时还会分泌性激素，维持女性生殖的健康。卵巢早衰是指卵巢功能衰竭所导致的 40 岁之前即闭经的现象，多次流产、吸烟酗酒、长期熬夜、减肥过度等都是卵巢早衰的元凶。同时，卵巢早衰还会导致更年期症状提前。

卵巢发育的三个时期

卵巢是女性独有的生殖器官，影响着女性的生育功能和美丽健康，从生长发育、走向成熟到最终衰弱有几十年的时间。卵巢不仅为女性生育后代提供卵子，还为女性分泌雌激素和孕激素，让女性保持年轻。当卵巢开始发育时，体内的雌激素水平会逐渐升高，卵泡也会逐渐增多，女性会出现月经来潮、乳房发育等现象。卵巢发育不良可能会影响女性的月经来潮。

卵巢功能的
高峰时期

更年期

第三时期：
衰弱期

女性 40 岁左右，黄体发育到了一定的阶段，垂体产生的性腺激素不能继续支持黄体的发育，会导致排出的卵子出现萎缩的现象。而黄体分泌的雌激素和孕激素也逐渐减少，不能再支撑子宫内膜的生长，最终会导致女性的子宫内膜脱落。此时，黄体逐渐退化，卵巢逐渐进入衰弱期。

第二时期：
成熟期

女性迎来月经初潮的时候，卵巢还很小，没有发育成熟，之后会慢慢地持续增大，直到女性 17 岁左右卵巢发育才会基本成熟，从此进入成熟期。

第一时期：
生长发育期

女性在出生之后卵巢中有数以万计的卵泡，卵泡的数量是固定的。在进入青春期之后，卵巢逐渐发育，随着卵巢的发育，卵泡开始发育，雌激素开始分泌。

当更年期遇上子宫肌瘤

　　子宫肌瘤是一种激素依赖性肿瘤，也是女性生殖器官中常见的良性肿瘤之一，又称"子宫平滑肌瘤"。更年期女性因为身体的雌激素分泌减少，所以增加了患子宫肌瘤的风险。绝经后，大多数患者的子宫肌瘤会萎缩消退，但有些患者既不消退也不恶化。

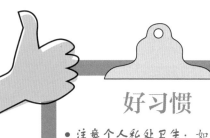

好习惯

- **注意个人私处卫生**：如果女性私处的卫生状况很差，可能会影响私处和子宫的健康，从而大大增加子宫肌瘤的发病率。

- **饮食清淡**：吃清淡的饮食，尽量远离辛辣刺激性食物和冷食，保护子宫健康。饮食最好荤素搭配，为身体摄入各种营养素。

坏习惯

- **熬夜**：长期熬夜会导致人体免疫力下降，免疫力低下，可能会间接导致子宫肌瘤的发生。

- **摄入过多高热量食物**：经常进食高热量食物会使女性发胖，引起内分泌的紊乱，对子宫肌瘤产生不良影响。

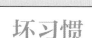

从中医角度看待子宫肌瘤

　　子宫肌瘤是一种良性肿瘤，常见的症状表现为月经异常、腹部包块、腰背疼痛、白带增多、小便频急、大便不畅等。有的患者没有明显的不适感，往往做妇科检查时才发现。中医认为子宫肌瘤的成因在于正气不足、气滞血淤，可以从扶助正气、活血化瘀两方面着手进行调理。

怎样预防子宫肌瘤

平时要养成良好的生活习惯，多注意个人私处卫生，防止细菌感染，饮食上应忌辛辣，多吃清淡有营养的食物。还要定期做妇科检查，这样有助于及时发现妇科疾病并控制病情，降低子宫肌瘤发病风险。

为什么会患子宫肌瘤

性生活失调：夫妻之间的性生活长时间不和谐，会导致女性体内激素分泌紊乱，可能诱发子宫肌瘤。

生育：过早分娩、多产等因素都会导致体内激素紊乱，患子宫肌瘤的可能性增加。

身体肥胖：身体肥胖的人体内的雌激素增多，容易诱发子宫肌瘤。

饮食不合理：平时经常吃油腻食物的女性，患子宫肌瘤的概率会更大一些。经常吃水果和蔬菜等富含维生素的食物，可以调节神经内分泌系统，降低患子宫肌瘤的概率。

子宫肌瘤患者吃什么

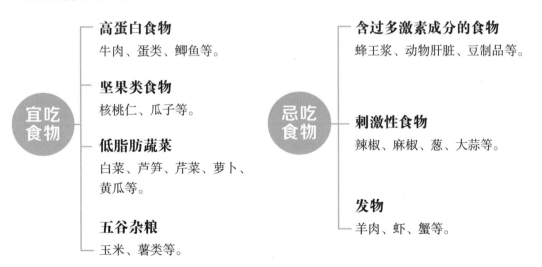

宜吃食物

高蛋白食物
牛肉、蛋类、鲫鱼等。

坚果类食物
核桃仁、瓜子等。

低脂肪蔬菜
白菜、芦笋、芹菜、萝卜、黄瓜等。

五谷杂粮
玉米、薯类等。

忌吃食物

含过多激素成分的食物
蜂王浆、动物肝脏、豆制品等。

刺激性食物
辣椒、麻椒、葱、大蒜等。

发物
羊肉、虾、蟹等。

更年期要经常做妇科检查

妇科检查是女性健康的一道"护身符"。一些妇科疾病在早期可能并没有明显的异常表现，往往无法被察觉到。如果定期进行妇科检查，就能够尽早发现，及时诊治，以最小的成本恢复健康。每年一次的妇科检查，对女性来说是很划算的健康投资。

更年期需要做哪些妇科检查

妇科内诊：主要检查阴道、宫颈、子宫、盆腔等组织，初步筛查是否存在炎症或肿瘤等可能性。

白带常规检查：可以通过阴道环境的情况判断是否有阴道或者宫颈的炎症感染，例如细菌性阴道炎。

子宫附件超声检查：通过观察子宫、卵巢、输卵管等部位的情况以排查病变，常见有子宫肌瘤、恶性肿瘤等。

宫颈癌筛查：宫颈癌筛查可及时发现宫颈病变、早期宫颈癌，为患者创造治愈的条件。

激素六项检查：更年期前可能会出现性欲减退、月经失调等情况，此时可以做激素六项的检查，能够观察到卵巢的功能变化情况。

妇科检查有哪些注意事项

- 体检当日应穿宽松的衣服，如运动服。
- 经期应避免进行妇科查体、妇科彩超及尿常规检查等。
- 体检前禁欲、禁止妇科用药 3~5 天。
- 未婚女性应酌情做侵入式妇科检查及阴道超声检查。
- 孕期或备孕女性应避免进行放射性检查，如胸片或 CT 检查等。

让妇科检查成为你的"护身符"

打开心结，定期做妇科检查

以往很多女性不愿意去做妇科检查，对暴露隐私部位有抵触心理，所以很多女性身体出现不适后，选择忍耐或自行用药。但近年来，随着医学的普及以及人们对健康的重视，越来越多的女性已经意识到定期做妇科检查的重要性。

妇科检查的重要性

做妇科检查可以及早发现、治疗妇科疾病。它有利于降低癌症死亡率，及时发现危害较大的恶性肿瘤如宫颈癌、卵巢癌等，做到早诊断、早治疗，还有利于较大限度地保全疾病器官，提高患者生活质量。

妇科疾病不只局限于子宫

妇科疾病主要指女性生殖系统疾病，范围比较大，包括外阴疾病、阴道疾病、子宫疾病、输卵管疾病、卵巢疾病等。很多患者会因为性生活混乱、饮食不健康、健康意识薄弱、经期不注意卫生，以及压力过大、常熬夜等原因诱发妇科疾病，严重者还会患癌。因此，女性要定期进行体检，做到早发现、早治疗。

绝经后也要定期做妇科检查

很多女性认为绝经以后就不需要再做妇科相关检查了，甚至有的人即使发现阴道流血，也往往误认为是月经不规律导致的。宫颈癌的高发年龄是45~55岁，子宫内膜癌的高发年龄是50~60岁，可见女性绝经后，更应该定期到医院做妇科检查，以免耽误治疗。

绝经后白带异常

正常白带是白色的，有时呈透明状，无异味。白带异常的主要表现有脓性、豆腐渣样、脓血性、血性、血水样等几种。绝经后白带异常可能是炎症引起的，女性绝经后，雌激素水平降低，卵巢功能衰退，容易引起机体免疫力下降。此时如果不注意卫生，可能会造成致病菌入侵或过度繁殖而引发炎症，如阴道炎、宫颈炎、子宫内膜炎等，严重时还会导致宫颈癌。女性出现白带异常应该及时去医院检查，通过HPV（人乳头瘤病毒）检查、TCT（宫颈液基细胞学检测）来排除宫颈癌的可能，如果是炎症引起的，及时用药后可以逐渐康复。平时应该注意保持外阴清洁，勤换内裤。

绝经后白带内有血丝

女性绝经后，由于卵巢功能下降，体内的雌激素和孕激素水平也会下降，容易导致子宫内膜脱落，出现少量出血的情况，但不会伴随其他不适症状，这是一种正常的生理现象，一般不需要特殊治疗。但是如果白带出现血丝的同时，伴随阴道瘙痒、腹痛等症状，这种情况可能与阴道炎、宫颈炎、盆腔炎等疾病有关，应当及时到医院做相关的妇科白带常规检查、腹部B超检查等进行判断，并根据原因进行针对性治疗。

阴道炎：阴道炎是病原体感染引起的阴道炎症，可能会出现阴道分泌物增多、阴道瘙痒等症状。

宫颈炎：宫颈炎是宫颈部位的炎症，可能会出现阴道分泌物增多、阴道不规则出血等症状。

宫颈息肉：宫颈息肉是宫颈组织增生形成的良性赘生物，可能会出现阴道异常出血、白带增多等症状。

盆腔炎：盆腔炎指的是女性上生殖道器官及其周围组织发生的炎症，可能会出现下腹痛、阴道分泌物异常等，病情严重时，可能出现发热、头痛、下腹部持续性疼痛、阴道出血等症状。

更年期要警惕这些异常白带

如果白带出现异常，应当及时到医院做相关的妇科检查，并及时进行针对性治疗。

脓性白带：颜色呈黄色、黄绿色，量较多，有恶臭味，呈脓性。这通常是由阴道正常菌群失衡、阴道自净作用受损等原因导致的。不及时治疗会引起膀胱炎、子宫内膜炎、盆腔炎等妇科疾病。如果白带中夹杂血丝或者阴道少量出血，还要考虑阿米巴性阴道炎。

豆腐渣样白带：颜色呈白色，量时多时少，时有时无，呈白色乳酪状、豆腐渣样、凝乳块样，外阴奇痒难忍，体温高时会更痒。这多为霉菌性阴道炎的典型症状。

脓血性白带：颜色呈淡黄色、黄褐色、黄绿色、灰白色，有臭味或恶臭味，呈泡沫状，脓性如米泔水，性交后有淡红色白带产生，外阴部发痒，排尿时会有灼烧感。可见于慢性宫颈炎、阴道炎、子宫内膜炎等。

血性白带：颜色呈白色，其中混有血色，量时多时少，一般无味，黏稠如脓涕。应警惕生殖器有恶性肿瘤的可能，但是像宫颈息肉、慢性宫颈炎、老年性阴道炎等病变也会有这些症状。

血水样白带：像血水一样，连续不断，无味或臭味，先流血，后流水，可能是黏膜下子宫肌瘤、宫颈癌、输卵管癌的症状，应尽快去医院检查诊断。

绝经后阴道出血需警惕卵巢肿瘤

　　绝经后又来月经可能是正常现象，也可能是疾病引起的。绝经前子宫内膜未脱落，绝经后情绪波动大，作息不规律，会导致子宫内膜脱落造成"月经"的假象。也有可能与雌激素的摄取量过高有关，或是子宫良性肿瘤、妇科恶性肿瘤等原因引起的。

雌激素摄取量过高

　　部分女性在绝经以后，服用较多雌激素含量比较高的保健品，导致机体当中雌激素水平升高，就可能出现绝经之后又来月经的现象。

子宫良性肿瘤

　　如果存在子宫肌瘤、黏膜下肌瘤等良性肿瘤，在肿瘤的刺激作用下，也可导致绝经后阴道出血，常被误认为是绝经后月经来潮。

妇科恶性肿瘤

　　常见于卵巢癌、子宫内膜癌、宫颈癌等疾病，如果绝经后的女性患有上述疾病，癌细胞的浸润刺激导致阴道不规则出血，也会被误认为绝经之后又来月经。

卵巢肿瘤和卵巢囊肿傻傻分不清

　　卵巢囊肿与卵巢肿瘤可以通过病因、症状、检查方法、治疗方法、预后等方面进行区分。

卵巢肿瘤

什么是卵巢肿瘤

　　卵巢肿瘤是指发生于卵巢上的肿瘤，它是女性生殖器常见肿瘤之一，同时还是妇科恶性肿瘤中危险性较大的一种肿瘤。良性的卵巢肿瘤早期多无症状，肿瘤增大时可感腹胀、腹部肿块，严重时会出现尿频、便秘等压迫症状。恶性卵巢肿瘤的增长速度是比较快的，短期内就会出现全身症状，如消瘦、衰弱、发热、食欲不振等。

卵巢肿瘤的成因及分类

成因	**机体因素：**医学界普遍认为，排卵的次数与患卵巢癌的风险成正相关。卵巢肿瘤在月经初潮早、绝经晚、未生产的女性中发病率较高。	**遗传因素：**近年来研究较多的病因之一，多数病例因常染色体显性遗传所致。

分类	**良性肿瘤：**较小的包块，一般不会有明显症状，但偶尔会有侧下腹沉坠或牵痛的感觉。可清楚触及腹部肿块，表面光滑，无压痛，有囊性感。多数良性肿瘤与输卵管形成一较长的柄蒂，因为肿瘤与周围组织大多没有粘连，所以移动性较大，常可将包块从下腹一侧推移至上腹部。
	恶性肿瘤：生长迅速，肿块大且多，易转移，可伴有腹水，短期内会出现乏力、发热、食欲不振等症状。
	功能性卵巢肿瘤：如粒层一样的细胞瘤，因为能产生大量雌激素，所以会引起性早熟。此时女性体格、乳腺、外生殖器发育都会很迅速，骨骼发育也会超过正常范围，并且出现月经，但是不会排卵。尿液中雌激素增高，同时尿液中促性腺激素还会超出常规范围。
	其他：中等大小、蒂部较长的卵巢肿块（包括潴留性卵巢囊肿）可发生瘤体和蒂部扭转。一旦扭转，可导致出血和坏死，临床上表现为急腹症，会有腹痛、恶心等症状。检查时肿瘤部位肌肉紧张，压痛明显，体温升高，白细胞计数明显增多。肿瘤较大时，压迫邻近器官，可导致排尿、排便困难。

卵巢囊肿

什么是卵巢囊肿

卵巢囊肿是妇科常见病之一，育龄期女性患病率较高，绝经后女性患病率在5%~17%之间。临床症状可能包括随着囊肿体积增大而产生的下腹部不适或坠胀，一侧下腹部疼痛，腹部胀满感，腰骶部痛，下腹部压迫感等。囊肿多为圆形或椭圆形，周围无粘连，活动自如，是一种良性潴留性囊肿。

为什么会得卵巢囊肿

内分泌因素：卵巢中产生过多雄激素可能诱发卵巢囊肿，多发生于育龄期的女性。

生活方式：长期饮食不规律、不良的生活习惯、压力过大等都有可能引起生理性卵巢囊肿和卵巢真性肿物。

环境：食物污染、空气质量差，以及一些女性滥用含有激素的丰胸和减肥产品，使卵巢囊肿呈高发性、年轻化趋势。

卵巢囊肿会有哪些症状

下腹不适

在未触及下腹肿块之前，下腹或腹股沟会出现肿胀，产生下坠感。

腹部疼痛

可能是囊肿破裂、出血或感染所致，需尽快去医院进行相关治疗。

卵巢出血

手术时可探查到腹腔内有血液，卵巢增大，并会发现卵巢有正在出血的裂口。

腰围增粗

较大的囊肿可能对腹腔内的空间造成压迫，引起腹腔内压力升高，导致腰围增粗。

压迫感

排尿困难、尿潴留、便急或大便不畅，这是因为囊肿变大，压到了盆腹腔脏器。

卵巢囊肿有哪些类型

卵巢囊肿分为生理性和病理性囊肿两大类。与月经周期有关的卵巢囊肿，称为生理性卵巢囊肿；与月经周期无关的囊肿，称为病理性卵巢囊肿，这种类型比较少见。

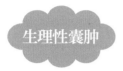

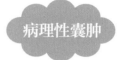

也称为"功能性囊肿"。通常会在月经来潮时消失，如果检查时发现某个囊肿成长迅速，或是持续存在2~3个月，需进一步详细检查。

畸胎瘤

也称为"成熟畸胎瘤"，是一种良性肿瘤。囊内含有油脂和毛发，也可见牙齿或骨质等。该类型囊肿是由胚胎细胞形成的，早期多无临床症状，大多是体检时偶然发现。

滤泡囊肿

又称"卵泡囊肿"。正常情况下，在每个月经周期中，卵泡会发育成熟并释放卵子，如果卵泡未破裂、未释放卵子，会导致卵泡液潴留而形成囊肿。

囊腺瘤

浆液性囊腺瘤、黏液性囊腺瘤等，是卵巢的良性上皮性肿瘤。其生长在卵巢表面，囊内可能充满了水样或黏液样物质。

黄体囊肿

卵泡释放成熟的卵子后会形成黄体，激素紊乱使得黄体腔内含有较多的液体或在黄体血管形成期出血，从而形成黄体囊肿。

卵巢子宫内膜异位囊肿

指异位的子宫内膜在卵巢内生长。可有单个或多个，囊肿表面呈灰蓝色，大小不一，直径在5厘米左右，大的可达10~20厘米。囊内有咖啡色黏稠液体，似巧克力样，俗称"卵巢巧克力囊肿"。

更年期不避孕,小心"意外的惊喜"

　　女性的更年期一般在 45~55 岁之间，进入更年期之后，卵巢功能开始衰退，怀孕也会变困难，以至于很多女性认为到了更年期不会再怀孕。实际上，卵巢排卵功能衰退，并不代表完全无排卵，在绝经过渡期早期，排卵周期仍较常见，逐渐才会被无排卵周期取代。所以，如果不想收到"意外的惊喜"，还是应该做好避孕措施。

更年期也会怀孕

更年期为什么还会怀孕

　　女性进入更年期之后，卵巢功能开始衰退，卵泡逐渐耗竭，会导致女性体内的雌激素和孕激素减少。这个过程中，有的女性过渡时间比较长，可能要 1~2 年，所以还有少部分的卵泡会发育，同时也伴有排卵，不过因为黄体功能不全，孕激素减少，所以容易导致流产。

更年期女性意外怀孕的风险

　　妊娠合并症：由于更年期女性的年龄偏大，心血管系统的健康状况可能存在隐患。在怀孕后，由于妊娠期的生理变化，孕妇可能会出现一些妊娠合并症，如妊娠期高血压、妊娠期糖尿病等。这些合并症对孕妇和胎儿的健康都会产生严重影响。

　　妊娠并发症：更年期女性在怀孕期间可能遭遇妊娠期贫血、妊娠期肝内胆汁淤积等并发症，这些也会进一步增加妊娠的风险。

　　妊娠不良结局：更年期女性怀孕后，可能会出现流产、胎儿畸形等问题。这些问题的出现与女性在更年期时的体质状况有很大关系，体质较差的女性在怀孕过程中更容易出现意外情况。

更年期女性能不能备孕

更年期女性如果想要备孕，就要比育龄期女性做更多的准备。首先，应该进行全面的身体检查，包括血液检查、妇科检查、乳腺检查等。这样能够对自己的身体状况做出一个整体评估，了解潜在的危险因素。其次，还要食用叶酸，降低胎儿神经系统缺陷的风险，这对分娩健康的胎儿有很重要的作用。另外，更年期女性因为年龄较大，怀孕风险和难度会相应增加，所以要做好充分的心理准备，而且要和家人积极沟通，有了家人的支持和关心，更年期女性在备孕路上会轻松许多。

更年期能否诞下健康宝宝

更年期女性诞下的孩子是否健康，主要是看孕妈妈的身体情况和受精卵的发育情况。一般来说，受精卵发育正常，孕期各项检查指标正常，且胎儿各方面没有出现异常，那么更年期女性也可以诞下健康宝宝。

更年期避孕不可掉以轻心

更年期女性一般不推荐使用宫内节育器避孕。口服避孕药虽然在一定程度上可以缓解更年期潮热、出汗等症状，但在服用前应当咨询专业医生。使用避孕套对大多数女性来说都是非常适合的一个方式，只有次次坚持并正确使用，避孕才相对可靠。

巧用食材保养卵巢和子宫

很多食物不仅具有食用价值，还兼具药用价值，日常适量摄入这些食物，对女性子宫与卵巢的保养大有裨益。

荔枝粥

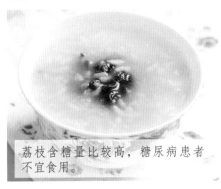

荔枝含糖量比较高，糖尿病患者不宜食用。

原料： 荔枝 5 颗，大米 100 克，冰糖适量。

做法： 1.将荔枝去壳取肉，大米淘洗干净，加适量清水熬煮。

2.粥熟后加入冰糖，再煮 1~2 分钟即可。

功效： 荔枝能温补脾胃，有助于促进气血循环，可以滋养子宫、卵巢。

三黑粥

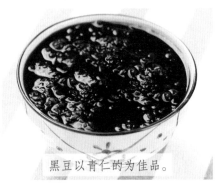

黑豆以青仁的为佳品。

原料： 黑米 50 克，黑豆 20 克，黑芝麻 15 克，核桃仁 15 克。

做法： 1.黑米、黑豆分别淘洗干净，提前浸泡一晚；黑芝麻洗净；核桃仁切碎。

2.四者一同放入高压锅中，加适量清水，煮粥，煮熟即可食用。

功效： 黑米能补肾、益脾胃，有助于改善卵巢、子宫的生理功能。

红枣煲兔肉

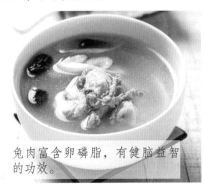

兔肉富含卵磷脂，有健脑益智的功效。

原料： 兔肉 500 克，红枣 8 颗，葱适量，姜适量，料酒适量，盐适量。

做法： 1.兔肉切小块，用开水汆一下；红枣洗净，去核；葱洗净，切段；姜洗净，切片。

2.将准备好的原料放入砂锅中，加入适量清水，大火煮沸，倒入料酒，小火煲熟，加盐调味即可食用。

功效： 兔肉可以补中益气，帮助改善气血不足导致的多种问题。

胡萝卜羊肉粥

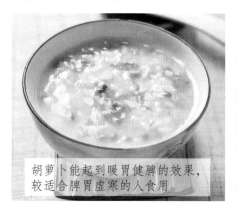

胡萝卜能起到暖胃健脾的效果，较适合脾胃虚寒的人食用。

原料： 羊肉 50 克，胡萝卜 50 克，大米 100 克，陈皮 3 克，盐适量，胡椒粉适量。

做法： 1.羊肉在沸水中汆烫，切小块；胡萝卜洗净，切成小块；大米浸泡 30 分钟；陈皮洗净。2.将上述原料放入砂锅中，大火煮开转小火熬煮。待粥煮至黏稠时，加盐、胡椒粉调味即可。

功效： 胡萝卜能健脾暖胃，有滋养气血、涵养子宫和卵巢的功效。

菠菜银耳汤

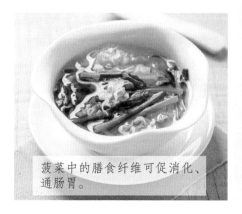

菠菜中的膳食纤维可促消化、通肠胃。

原料： 菠菜 80 克，银耳 10 克，盐适量。

做法： 1.菠菜洗净；银耳用清水泡发，洗净，撕小块。2.将银耳放入砂锅中，大火煮沸，小火煎 40 分钟；菠菜用开水焯一下，也放入砂锅中，小火煮 5 分钟，加盐调味即可食用。

功效： 女性常食银耳，可排毒养颜，保养子宫、卵巢。

牛肉大米粥

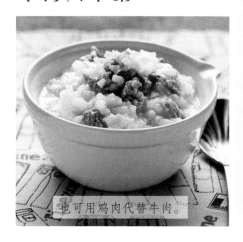

也可用鸡肉代替牛肉。

原料： 牛肉 50 克，大米 100 克，鸡蛋 1 个，黄酒 10 毫升，姜适量，葱适量，盐适量。

做法： 1.姜洗净，切丝；牛肉洗净，切丝，用蛋清、黄酒腌制片刻；葱洗净，切末；大米洗净，倒入锅中，加足水，大火烧开后转小火继续煮 10 分钟。2.牛肉加水煮开，放入姜丝，撇去浮沫至汤水清澈，全部倒入米粥内同煮 45 分钟，加入盐，再煮至米粒黏稠，撒上葱末即可。

功效： 牛肉富含蛋白质、氨基酸，能补血养血，促进机体的自身修复。

洋葱炒牛肉

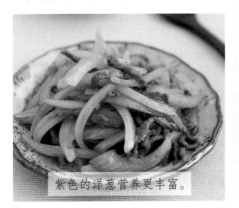

紫色的洋葱营养更丰富。

原料： 牛肉 50 克，洋葱半个，蒜瓣适量，姜适量，盐适量，酱油适量，油适量，料酒适量。

做法： 1.牛肉洗净，切薄片；洋葱洗净，切片；姜洗净，切片。

2.炒锅放火上，锅热后倒入油，油热后放入姜片、蒜瓣，煸炒出香味，放入牛肉，淋少许料酒炒熟，放入洋葱，再加入酱油和盐，略炒即可。

功效： 洋葱含有微量元素硒，有一定的抗衰防癌功效。

花生芝麻糊

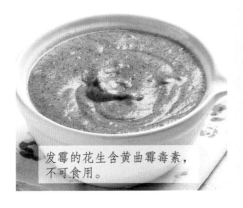

发霉的花生含黄曲霉毒素，不可食用。

原料： 黑芝麻 10 克，花生适量，冰糖适量。

做法： 1.将黑芝麻、花生洗净，沥干。

2.将黑芝麻、花生分别炒熟后，用搅拌机搅成末。加入适量开水和冰糖，搅拌成糊即可。也可用破壁机直接制作成糊。

功效： 黑芝麻和花生含有丰富的维生素 E，能起到促进卵泡发育、养护卵巢的作用。

牛奶核桃饮

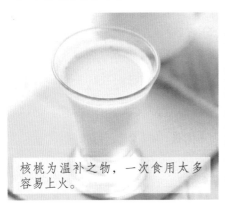

核桃为温补之物，一次食用太多容易上火。

原料： 核桃仁 100 克，牛奶 100 毫升。

做法： 1.核桃仁洗净后，用刀切碎。放入榨汁机中，加水，榨汁。

2.将核桃汁和牛奶混合在一起饮用。

功效： 核桃中含有的亚麻酸能促进雌激素的合成，改善卵巢早衰，更年期潮热、盗汗等问题。

黑芝麻粥

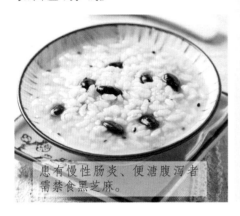

患有慢性肠炎、便溏腹泻者需禁食黑芝麻。

原料：黑豆30克，黑芝麻30克，糯米60克，冰糖适量。

做法：1.将黑豆、黑芝麻、糯米分别洗干净，放入锅中。

2.加水同煮成粥，待粥将熟时，加入冰糖，再煮沸即可。

功效：黑豆、黑芝麻、糯米三者搭配，可补气血、润五脏、强筋骨。

荞麦粥

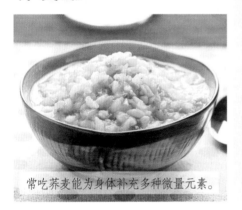

常吃荞麦能为身体补充多种微量元素。

原料：山药100克，荞麦50克，大米50克。

做法：1.荞麦、大米淘洗干净；山药去皮，洗净，切段。

2.将准备好的原料一同放入高压锅中，加适量清水熬煮，煮到熟烂即可。

功效：荞麦中含有的有益物质可提高卵巢的解毒功能。

西芹百合炒腰果

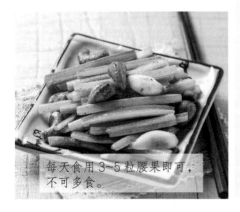

每天食用3～5粒腰果即可，不可多食。

原料：西芹100克，百合50克，腰果40克，油适量，盐适量。

做法：1.西芹洗净，去叶，切段；百合洗净。

2.炒锅放火上，锅热后放入油，油热后放入腰果炸一下，再放入西芹段和百合，煸炒片刻，加盐调味即可食用。

功效：腰果富含木脂素，能在一定程度上预防体内的雌激素失衡。

这些穴位养护卵巢和子宫

按摩疗法

按摩相关穴位可以改善人体内分泌循环和生殖系统的运作功能，有利于养阴保健，对卵巢和子宫的保养十分有好处。

养护卵巢和子宫的穴位

涌泉穴可以促进人体血液的流动，排出体内湿气，有助于改善宫寒。关元穴可以改善泌尿、生殖功能，补充元气，从而有利于对卵巢的保养。命门穴在中医防治卵巢囊肿的过程中发挥着重要的作用。肾俞穴可补肾助阳、填精益髓、调节生殖功能。气海穴可补充气血，有助于性激素的分泌，滋养子宫和卵巢。

刺激方法

• **手指按揉** 10~15 分钟
• **用力适中**
• **每日** 1~2 次

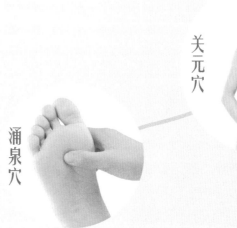

关元穴

涌泉穴

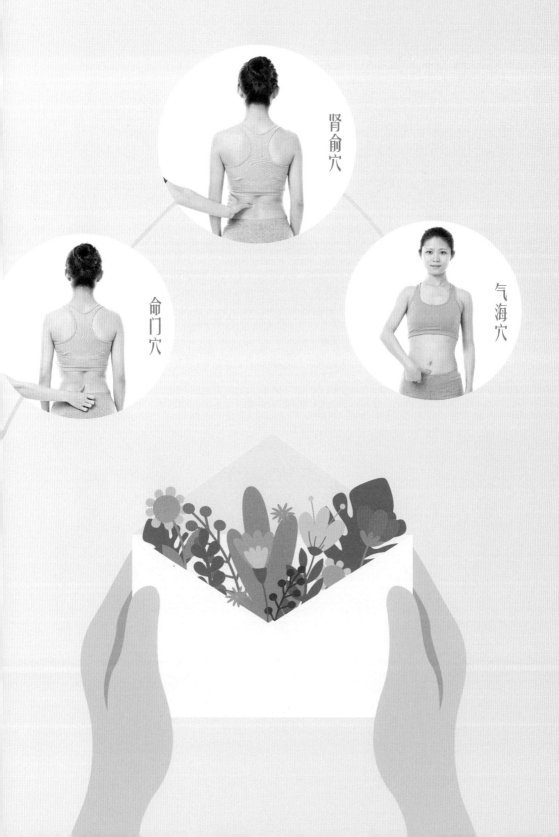

肾俞穴

命门穴

气海穴

艾灸疗法

艾灸可以让子宫、卵巢的神经活跃程度得到很大的提升，可以协助解决月经不调的问题，起到调和经血的作用。艾灸刺激局部经络，可温中散寒，缓解女性宫寒。

养护卵巢和子宫的穴位

足三里穴能强健脾胃，同时还能除湿热，在一定程度上能促进子宫和卵巢对营养的吸收。子宫穴有活血化瘀、理气止痛的作用，对预防子宫、卵巢下垂有较好的效果。八髎穴能够温养子宫以及卵巢，可以有效地改善女性腹部坠胀、盆腔炎等病症。合谷穴有温经散寒的功效，可以缓解痛经等症状。百会穴可以益气固脱，可预防子宫下垂等病症。

> **刺激方法**
> - 艾条温和灸 10~15 分钟
> - 灸至**透热**为宜
> - **每周** 1~2 次

△温馨提示：本书艾灸图仅为示意，艾灸时切勿隔衣。

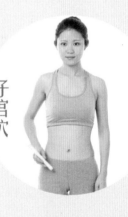

子宫穴

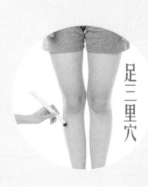

足三里穴

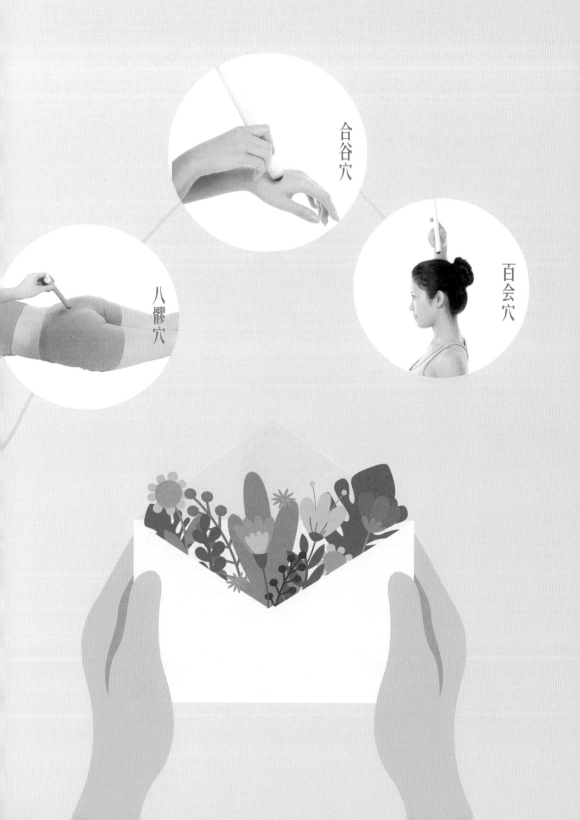

养护卵巢和子宫，试试这些运动

运动可以促进身体血液循环，加快新陈代谢，增强卵巢的营养供应和氧气供应，有助于改善卵巢功能。但是女性在进行运动时应根据自己的身体状况和年龄选择适当的运动方式和运动强度，过度运动可能会导致身体疲劳，影响卵巢功能。

慢跑： 慢跑有助于提升心率，增强呼吸功能，进而促进血液循环和氧气供应。慢跑还可以改善卵巢和子宫的血液供应情况，促进营养物质的输送。

平板支撑： 平板支撑可以帮助强化腹部肌肉。腹部肌肉的强度和稳定性对于支撑、保护子宫和卵巢非常重要。

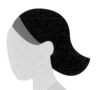

瑜伽： 压力大对卵巢和子宫健康会产生不利影响。瑜伽可以放松身体，缓解疲劳，减轻压力。

深蹲： 深蹲是一种全身性的力量训练运动，可以促进下半身血液循环，增加骨密度，提高代谢率，有助于维持卵巢和子宫的健康。

踢毽子： 踢毽子可以有效促进盆腔内的血液循环和卵巢内的垃圾排出。

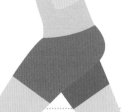

游泳： 游泳对关节和骨骼的冲击较小，可以缓解身体的压力，改善血液循环，对卵巢和子宫的健康非常有益。

快走： 快走可以改善子宫的血液循环，对提升卵巢功能有很好的效果。

骑自行车： 适当骑自行车可以促进身体的血液循环，在一定程度上增强子宫和卵巢的血液供应。

高抬腿促进气血循环

长期气血循环不畅，会导致气滞血淤，造成子宫内积聚瘀血，有可能诱发女性子宫肌瘤、卵巢囊肿等疾病。适当进行高抬腿锻炼，能促进下半身的气血循环。

保持全身放松。

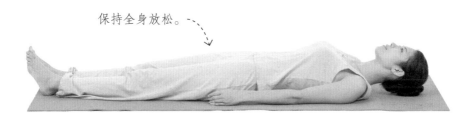

平躺在瑜伽垫上，两手放在身体的两侧。

上抬过程中双腿并拢绷直。

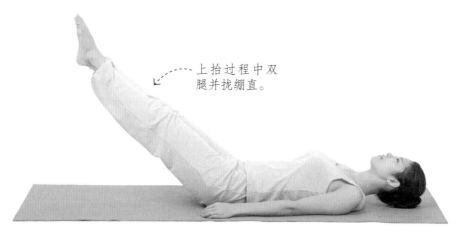

吸气，将双腿慢慢向上抬，抬到与地面垂直的位置后，再根据自身的实际情况，保持一段时间。

双腿慢慢放下。

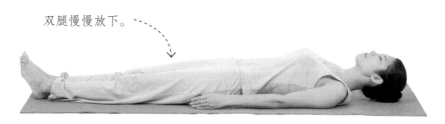

呼气，慢慢将双腿放下，闭上眼睛，休息。

第三章
乳房养护

许多更年期女性随着绝经、卵巢功能的退化，对自己的第二性征越来越忽视，认为乳房既然已经开始萎缩，就不必特意关注乳房的保养了，这种想法是错误的。正是因为女性的乳房即将衰老，不少疾病也会在此时凸显出来，所以我们不但不能忽视它，反而要更加关注乳房健康。

更年期乳房的变化

乳房的组成

乳房主要由乳头、乳腺组织和包裹腺体的皮下脂肪组织、结缔组织和乳房悬韧带组成。

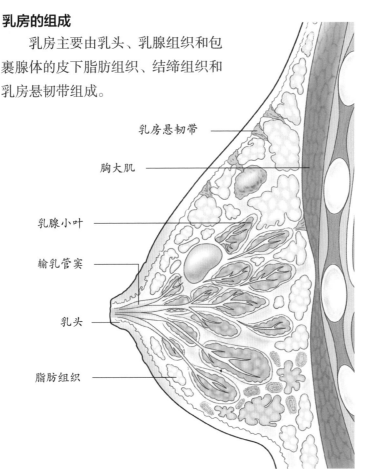

乳房悬韧带

胸大肌

乳腺小叶

输乳管窦

乳头

脂肪组织

乳房的形态

成年女性的乳房从外观上看多呈半球形，正中央顶部是乳头，乳头周围皮肤色素较重的区域是乳晕，乳晕里面的乳晕腺可以分泌油脂，起到保护皮肤、润滑乳头的作用。

乳房也需要呵护

现代女性面临着工作、家庭中的各种问题，精神压力普遍很大，容易内分泌失调、自主神经紊乱，从而出现失眠、脾气暴躁等症状，这些都会对乳腺产生不良影响。当情绪不好时，肝气郁结，影响经络通畅，有可能引发多种乳腺疾病，比如乳腺炎、乳腺增生、乳腺结节等。

更年期乳房会发生的变化

更年期女性由于卵巢功能的减退，雌激素和孕激素水平都会下降，乳腺因缺乏足够的激素刺激开始萎缩。乳腺小叶和末端乳管开始萎缩或消失，同时乳管周围的纤维组织明显增多。因体内激素水平发生改变，更年期女性常会出现乳房胀痛或者刺痛的症状，乳腺增生的情况也可能会加重。

老年期乳房会发生的变化

进入老年期后，身体内雌激素水平较低，乳腺呈退化状态，乳管周围的纤维组织增多，出现钙化现象。乳腺导管、小导管和腺泡完全闭塞，乳腺小叶高度萎缩。乳头和乳晕缩小，色素变淡，乳房下垂。

乳腺萎缩并不代表患乳腺疾病的风险减小。有研究表明，乳腺癌有两个发病高峰期，一个是在 45~55 岁，另一个则是在 70~74 岁，要随时关注乳腺的健康。

温馨提示

不管处于哪个人生阶段，乳房健康都十分重要。乳房疾病并不是凭空产生的，它与我们的生活息息相关。在日常生活中，经常进食高脂肪的食物，在引起肥胖的同时也增加了患乳腺疾病的风险。经常烦躁、抑郁，情绪波动大，都可能会导致乳房疼痛，诱发乳腺结节。经常熬夜、暴饮暴食，也会导致内分泌失调，使乳腺纤维瘤、乳腺癌的患病概率增加。

乳房健康计划

乳房是女性重要的器官，是展现外在美的一个因素，同时也是身体健康发育的标志。乳房状态不仅与健康息息相关，还会影响到女性体形的美观。如果想让乳房更加健康，我们必须积极地进行自我调整，充分释放负面情绪。另外，科学的饮食和生活方式也会对乳房的健康产生积极的影响。

好习惯

- **及时倾诉**：在感到很沮丧的时候，可以向家人敞开心扉，说出心中的不愉快。

- **穿合适的内衣**：穿着过紧的胸罩，会挤压乳房；穿着过于宽松的胸罩，或者不穿胸罩，乳房没有支撑，会因为抖动摩擦而感到疼痛，乳房较大的女性还会感到明显的下坠感。

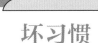

坏习惯

- **经常熬夜**：熬夜会导致内分泌紊乱，打破体内调节机制的平衡，从而增加患乳腺疾病的概率。

- **过量摄入高糖高脂的食物**：进食过多高糖高脂的食物会导致女性身体里储存过多的脂肪，不利于乳房健康。

合理安排内衣的穿戴时间

内衣穿戴的时间应在 8 个小时左右，如果有特殊情况，也尽量不要超过 12 个小时。长时间穿戴内衣会压迫乳房内的乳腺组织，使胸部血液循环受阻，可能会诱发乳腺疾病。

对乳房健康有益的食物

鱼类

鱼类含有丰富的微量元素，有保护乳腺、抑制癌症的作用。

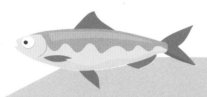

海带

海带富含碘，能促进卵巢滤泡黄体化，帮助调节内分泌平衡，在一定程度上可防治乳腺增生。

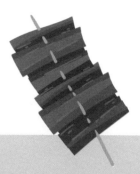

蔬菜类

新鲜蔬菜中含有丰富的维生素、矿物质、膳食纤维，能够提高机体免疫力。

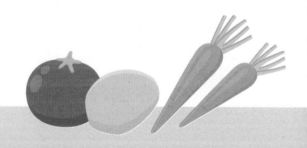

豆制品

豆制品中含有的异黄酮具有抗氧化和抗炎作用，可减轻乳房不适。

谷物类

谷物类食物所含的维生素、膳食纤维、矿物质等营养成分，对乳房有保健作用。

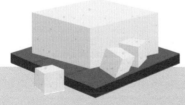

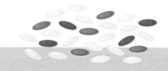

菌菇类

菌菇类食物含有多种氨基酸和微量元素，能帮助维护女性乳房的健康。

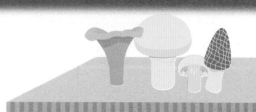

做好乳腺癌的筛查

乳腺癌是乳腺上皮细胞在多种致癌因子的作用下，发生增殖失控的现象，又称乳癌，是女性常见的恶性肿瘤。疾病早期常表现为乳房肿块、乳头溢液、腋窝淋巴结肿大等，晚期可因癌细胞向远处转移，出现多器官病变，威胁到患者的生命。

乳腺癌筛查方法

乳腺癌筛查是通过有效、简便、经济的乳腺检查措施，对无症状妇女开展筛查，以期早发现、早诊断及早治疗。

临床乳腺检查：简便、易行，可重复性强，但敏感度低，受主观因素影响较大。

乳腺 X 线检查：可以发现临床上触摸不到的微小癌和原位癌，是诊断早期乳腺癌首选的检查方法。

乳腺超声检查：能较好地显示乳腺肿块的特征，可鉴别在 X 线片上看不到但可触及的肿物，也可用于不能做乳腺 X 线检查的女性（如年轻女性和孕妇等），同时也适用于致密型乳腺。

乳腺癌常见类型

非浸润性癌：非浸润性癌也称原位癌，指的是癌细胞局限在乳腺导管内，没有突破基底膜向导管外侵犯，理论上不具备转移能力的一种癌。非浸润性癌主要包括小叶原位癌、导管原位癌和乳头湿疹样乳腺癌等。

早期浸润性癌：早期浸润癌，浸润部位较浅，病灶局限，尚处于原位癌向浸润癌发展过渡的阶段，其转移危险性很小。

浸润癌：癌细胞突破上皮基底膜结构后即进入浸润癌阶段。特点是肿瘤形状不规则、具有破坏性、呈网状的浸润性形式。

乳房经常疼痛，是乳腺癌吗

乳房疼痛是很多女性朋友都会遇到的问题。有时候，这种疼痛让人感觉非常不安，甚至担心自己患上了乳腺癌。然而，乳房疼痛并不一定是乳腺癌的预兆。比如，生理性乳房疼痛通常在月经来潮前出现，并在月经结束后减轻或消失，这种疼痛可能是体内激素水平变化引起的。所以乳房疼痛与乳腺癌并不能画等号，如果长期出现疼痛，并伴有血性溢液，应尽快去医院检查。

乳腺癌可防、可治、可愈

乳腺癌如果能够尽早发现、尽早治疗，很多患者可以通过保乳手术保留乳房的外观，而且生命和生活基本不会受太大的影响。如果乳腺癌发现得比较晚，那情况就会完全不同，不但花费很大，治疗周期较长，患者的生活质量也会下降很多。

警惕肥胖

更年期女性体内脂肪代谢容易出现紊乱，导致肥胖。脂肪是绝经后女性体内雌激素的主要来源，过量脂肪刺激会合成过多的雌激素和催乳素，作用于乳房组织，就易患乳腺癌。更年期阶段要积极锻炼，避免过度肥胖。

低脂饮食，帮你顺利度过更年期

高脂饮食是乳腺癌的促发性因素，它会改变内分泌环境，所以要改变饮食结构，多吃低脂、高纤维、高维生素的食物。

警惕隐形雌激素

女性要警惕生活中的隐形雌激素。长期使用外源性雌激素也会增加乳腺癌的发病率，比如一些声称能去皱、返老还童的化妆品等。研究表明，滥用雌激素已成为更年期女性患乳腺癌的重要危险因素之一。

定期体检很重要

女性在绝经后，卵巢、乳房都在慢慢老化，乳腺癌的高发年龄段是45岁以后。因此，中年女性的乳房保健、防癌意识应该更强。绝经后的中年女性由于体内雌激素减少，乳房会发生变化，如乳房变小、松软下垂等。更年期女性在坚持每月1次乳房自检的同时，也要坚持每年1次到专科医院进行体检。

如何进行乳房的自我检查

乳房疾病是女性常见的疾病之一，乳腺肿物、乳腺炎甚至乳腺癌在女性中的发病率居高不下，是影响女性身心健康的一座大山。发现乳房疾病，特别是乳腺肿瘤，及时到专科医院就诊是尽快康复的唯一方法。在家中的乳房自检是提前发现乳腺病变、早诊早治疗的重要一环。

女性乳房检查的最佳时间

对于月经正常的女性，乳房自检的最佳时间是月经结束后的 7~10 天，此时雌激素对于乳房的影响较小，更容易触及一些小肿块，有利于发现早期病变。对于已经绝经的女性，可以固定选择每月的某一天进行自检。

乳房自我检查的方式

站立检查

站在镜子前，双臂自然下垂，观察乳房形状是否对称；乳头有无抬高、回缩、凹陷或者分泌物产生，乳晕颜色是否有变化；皮肤是否有红疹、褶皱、橘皮样改变。

洗澡的时候，乳房打上沐浴液，用指腹以螺旋进行的方式，仔细检查乳房及腋窝的每一部分，看是否有硬块，以此方法左右互换检查。正确的手法是手掌平伸，四指并拢，用食指、中指、无名指的末端指腹轻轻触摸、滑动或大面积揉按。还可以中指固定，用其他两指触按，但切不可用手抓捏乳房，因为用手抓捏会将肿块与正常腺体混淆，无法做出正确的判断。

平卧检查

平卧床上，左臂放在头后，可将一个小枕头或一块毛巾折叠置于左肩下，将右手的手指并拢伸直，轻压左边乳房做小圈状按摩，先触摸外上象限，然后平行地移到外下象限进行触摸，直到乳房的下缘。外侧检查完毕后把左臂下垂放在旁边，检查内下象限，并逐渐向上触摸内上象限。最后检查乳房中央区、乳房的腋尾部分和腋窝内有无肿大的淋巴结。右侧乳房也用同样的方式进行检查。

更年期更要呵护好乳房

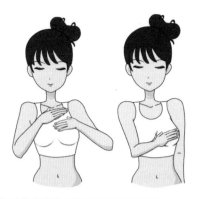

1 定期按摩乳房

定期按摩乳房，可以促进乳房的血液循环，有助于保持乳房的健康。

2 保持乳房清洁卫生

保持乳房的清洁卫生，是预防乳房疾病的重要措施。

3 穿戴合适胸罩

选择合适的胸罩可以有效地支撑乳房，防止乳房变形。

4 定期进行乳房自我检查和普查

定期进行乳房自我检查和参与普查，及时发现并处理可能存在的乳房问题，是预防乳房疾病的重要措施。

5 生活规律

保持规律的生活作息、愉快的心情和豁达乐观的生活态度，有助于调节身体的内分泌水平，维护乳房的健康。

6 了解更年期乳房生理变化知识

了解更年期乳房生理变化知识，不对绝经前后的乳房变化过于担心，可以让我们更好地应对更年期带来的身体变化。

养护乳房，试试这些家常菜

乳房的保养需要注意合理的饮食，尽量选择吃优质蛋白含量比较高的食物，比如鸡蛋、牛奶、瘦肉等，减少辣椒、浓茶等刺激性食物的摄入。通过食疗的方法保养乳房是非常不错的选择。

香菇豆腐鲫鱼汤

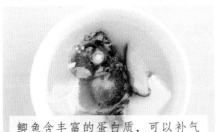

鲫鱼含丰富的蛋白质，可以补气血，有助于提高人体免疫力。

原料： 鲫鱼1条，香菇2朵，豆腐200克，盐适量，油适量。

做法： 1.将豆腐洗净切块；香菇洗净切片；鲫鱼处理干净。

2.油锅烧热，下鲫鱼煎至两面金黄，放适量开水，鱼汤烧至乳白色后，放入香菇片、豆腐块和盐，食材煮熟即可。

功效： 此汤有益气健脾、解毒通乳的功效。

西洋参乌鸡汤

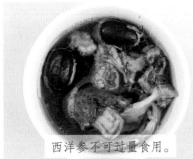

西洋参不可过量食用。

原料： 乌鸡1只，红枣2颗，西洋参2克，盐适量，上汤适量。

做法： 1.乌鸡洗净切块；西洋参洗净切片；红枣洗净备用。

2.将乌鸡和上汤入锅煮沸后，放入红枣、西洋参片，转小火煲1小时，放入盐即可。

功效： 此汤可补气、补血、补肾，提高机体免疫力。

菠菜炒蛋

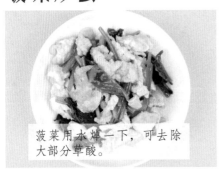

菠菜用水焯一下，可去除大部分草酸。

原料： 菠菜300克，鸡蛋2个，盐适量，油适量。

做法： 1.将鸡蛋打入碗中搅成蛋液；菠菜洗净，切段，开水焯烫后沥干。

2.锅内倒油烧热，倒入鸡蛋液炒熟，放入盘中。

3.锅内倒油烧热，放入菠菜段翻炒几下，加入炒熟的鸡蛋，放入盐调味，快速炒30秒即可。

功效： 菠菜可通血脉、开胸膈、利五脏。

桔梗赤小豆粥

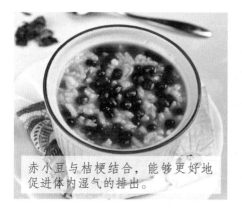

赤小豆与桔梗结合，能够更好地促进体内湿气的排出。

原料： 桔梗 6 克，皂角刺 6 克，大米 50 克，赤小豆 30 克。

做法： 1.桔梗、皂角刺加适量水煎 20 分钟。2.滤渣取汁，与洗净的赤小豆和大米同煮成粥即可。

功效： 此粥有消肿解毒、排脓的功效，适合急性乳腺炎化脓期的女性食用。

海带萝卜猪肉汤

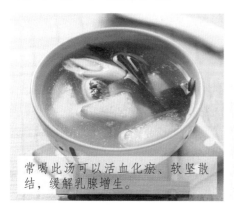

常喝此汤可以活血化瘀、软坚散结，缓解乳腺增生。

原料： 海带 50 克，白萝卜 1 根，猪瘦肉 50 克，葱适量，盐适量。

做法： 1.海带洗净，切片；猪瘦肉氽烫，切块；白萝卜洗净，切块；葱洗净，切段。2.将海带片、猪瘦肉块、白萝卜块、葱段一同放入锅中，熬煮成汤，最后加盐调味即可。

功效： 此汤可以解毒生津，在一定程度上提高机体免疫力，有助于预防乳房疾病。

红枣黑豆炖鲤鱼

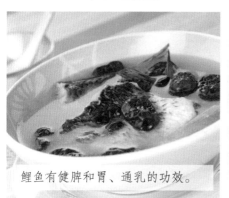

鲤鱼有健脾和胃、通乳的功效。

原料： 鲤鱼 1 条，红枣 8 颗，黑豆 20 克，料酒适量，盐适量。

做法： 1.将鲤鱼处理干净；红枣、黑豆用温水泡软。2.将所有食材放入炖盅内，加适量水、料酒煮沸，转小火炖 1.5 小时，最后加盐调味即可。

功效： 此汤具有补血安神、滋阴润肺的功效，对乳房胀痛有一定的缓解效果。

夏枯草当归香附粥

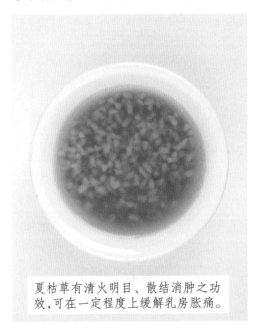

夏枯草有清火明目、散结消肿之功效，可在一定程度上缓解乳房胀痛。

原料： 夏枯草10克，当归10克，香附6克，大米100克。

做法： 1.将当归、夏枯草、香附洗净放入锅中，加水煎煮20分钟。

2.去渣留汁，和大米同煮，煮至大米熟烂即可。

功效： 此粥具有清热解毒、散结化瘀的功效，乳房胀痛者可以适当食用。

山楂绿茶

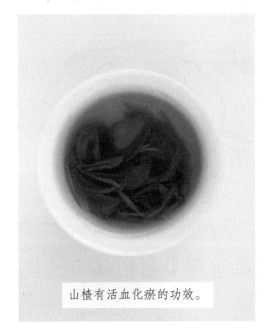

山楂有活血化瘀的功效。

原料： 绿茶6克，山楂25克。

做法： 1.山楂洗净，切片；绿茶和山楂一起，加3碗水煮沸。

2.餐后服饮，加开水冲泡即可续饮。

功效： 此茶饮可消食化积、行气散瘀、化浊降脂。

香菇豆腐汤

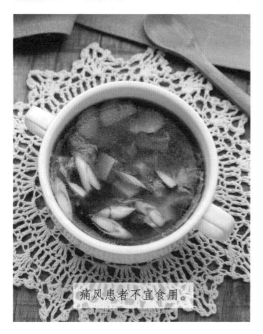

痛风患者不宜食用。

小炒黄瓜片

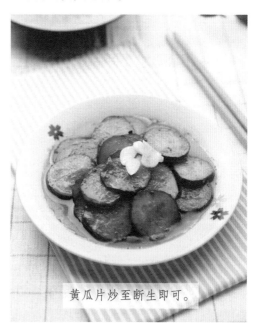

黄瓜片炒至断生即可。

原料： 豆腐 100 克，香菇 5 朵，鸡蛋 1 个，生抽适量，香醋适量，香油适量，水淀粉适量，姜片适量，葱花适量，盐适量，油适量，白糖适量，胡椒粉适量。

做法： 1.香菇洗净，用开水煮 2 分钟，沥干水，切成小块；豆腐洗净切小块，用淡盐水浸泡 10 分钟；鸡蛋打散。

2.起油锅，葱姜爆香，倒入焯好的香菇块翻炒；加入适量的开水、生抽、香醋、白糖；煮 3 分钟后，放入豆腐块、胡椒粉和盐；加入水淀粉勾芡，倒入蛋液搅匀；最后淋入香油即可。

功效： 此汤可补中益气、清热润燥。

原料： 黄瓜 200 克，红油豆瓣酱 1 汤匙，大蒜适量，盐适量，油适量，白糖适量。

做法： 1.黄瓜洗净切薄片，撒少许盐腌渍 10 分钟；大蒜切薄片。

2.锅里倒入油，油热后加 1 汤匙红油豆瓣酱，小火炒出红油；倒入腌渍好的黄瓜片，小火翻炒，倒入蒜片，大火翻炒均匀后关火；放入适量白糖，翻炒均匀即可。

功效： 黄瓜可清热解毒，还有瘦身功效，更年期女性可常食。

这些穴位，保养乳房健康

按摩疗法

穴位按摩能有效疏通胸部经络，加快毒素排出，使气血循环通畅，促使乳房的血液及淋巴系统循环顺畅，有效预防乳腺疾病。

保养乳房的穴位

期门穴能健脾疏肝、理气活血，可在一定程度上预防和缓解乳房胀痛、乳腺增生等病症。脾俞穴可外散脾脏之热、利湿升清，对乳房疾病有一定的改善作用。天溪穴有理气止咳、宽胸通乳的功效。神封穴有通乳消痈、升清降浊、通络止痛的作用。中府穴有降气宽胸的功效。少泽穴有清热利窍、利咽通乳的功效。

刺激方法
- **手指按揉** 10~15 分钟
- **用力适中**
- **每日** 1~2 次

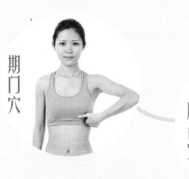

期门穴

脾俞穴

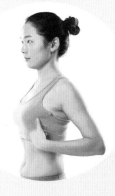

天溪穴

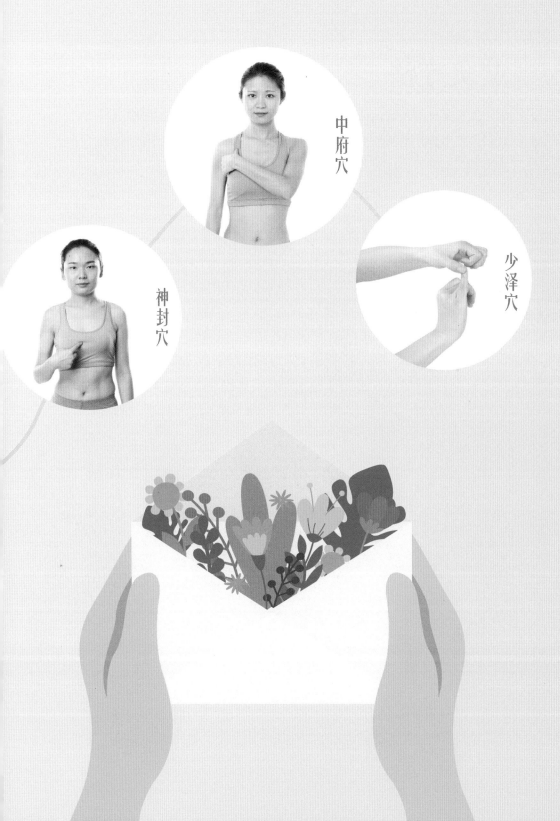

中府穴

神封穴

少泽穴

艾灸疗法

艾灸是指利用燃烧的灸条、艾炷等产生的热量，刺激身体穴位，促进身体血液循环的疗法。对相关穴位进行艾灸，可以调节内分泌，改善乳房胀痛等不适感，还能够降低乳腺疾病的发病率。

保养乳房的穴位

足三里穴可以调节内分泌系统。气海穴可以补肾益气。肝俞穴可疏肝理气，调节情绪。膻中穴有宽胸理气、活血通络等功效，可以预防乳房疾病。乳根穴能够辅助疏通乳腺，改善乳房胀痛等问题。

刺激方法
- 艾条温和灸 10~15 分钟
- 灸至**透热**为宜
- **每周** 1~2 次

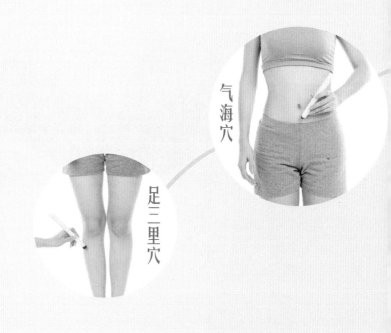

气海穴

足三里穴

膻中穴

乳根穴

肝俞穴

乳房保健瑜伽这样练

瑜伽是一种让人平静、愉悦的运动，有些瑜伽动作，可以很好地伸展腋窝周围的区域，从而加速乳房周围的血液循环。另外，一些瑜伽体式在促进全身血液循环的同时，还能够刺激乳房周围的淋巴系统，使胸部供血充足，有效促进乳房健康。

顶峰式

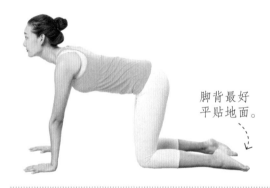

脚背最好平贴地面。

跪立姿势，手臂、大腿与地面呈直角，目视前方。

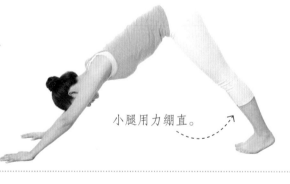

吸气，伸直两腿，抬起臀部，手臂、腹部同时施力撑起身体，肩膀向下，脚跟提起。

小腿用力绷直。

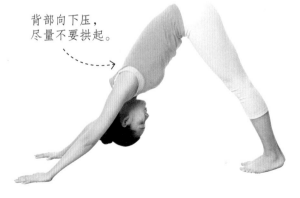

背部向下压，尽量不要拱起。

吐气，手臂、肩部、背部向下压，膝盖挺直，脚跟完全踩落地面，背部尽量不要拱起；放松颈部，头部自然下垂，身体呈倒 V 状，保持姿势 10 秒钟。

鱼式

选择舒适盘坐姿势，亦可取半莲花坐姿。

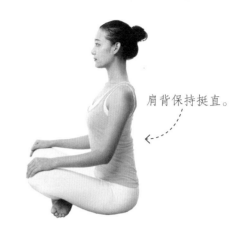

肩背保持挺直。

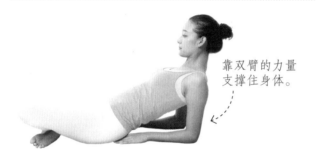

靠双臂的力量支撑住身体。

上身向后仰，前臂和肘部贴地，双臂支撑住身体。

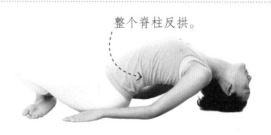

整个脊柱反拱。

上身向后仰，直至头部接触地面，双臂支撑住身体。

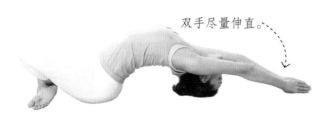

双手尽量伸直。

上身向后仰，双手自身前慢慢伸向头顶处，合掌，双臂尽量伸直，保持呼吸平稳。

蜥蜴式

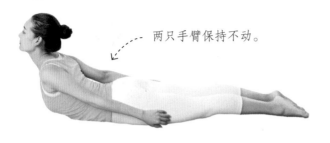

两只手臂保持不动。

俯卧，上身向上翘，两手臂位于身体两侧。脚背着地，足趾伸展，头应朝前，身体重心在腹部。

抬起上身，将双手手肘弯曲，在胸下交叉，面部朝前，上身重量压在手臂上，眼睛看向前方，双腿向后伸直。

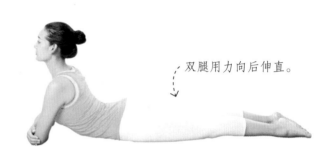

双腿用力向后伸直。

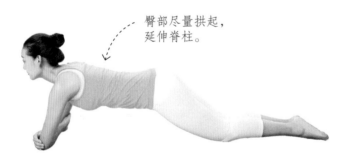

臀部尽量拱起，延伸脊柱。

吸气，臀部拱起，膝盖以上部位抬起稍后移，呼气，向后推臀。向后和向上延伸脊柱，停留15秒。

呼气，下巴和胸接触地面，臀部翘起，腋窝尽量向下贴近地面，呼吸平缓，保持10~15秒。顺着地面向前推移，脊柱向前伸展，移动身体时，大臂肌肉始终保持收紧，重心移至胸部，肩膀放松，胸贴地面，让大腿始终与地面垂直。

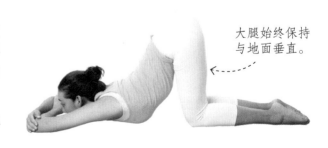

大腿始终保持与地面垂直。

幻椅式

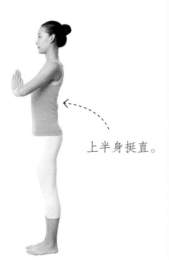

上半身挺直。

双脚并拢，挺直上半身，手臂于胸前合十。

1

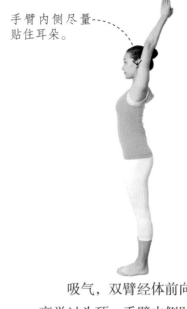

手臂内侧尽量贴住耳朵。

吸气，双臂经体前向上伸展，高举过头顶，手臂内侧贴着耳朵。掌心相对，伸直双臂，双手合十。

2

3

呼气，弯曲双膝，臀部向后、向下放低，想象即将坐在一张椅子上，手臂与背部应在同一平面。

臀部向后、向下慢慢放低。

4

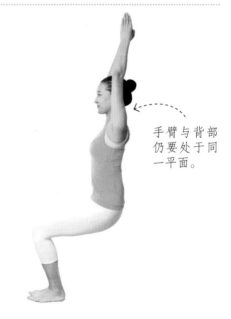

手臂与背部仍要处于同一平面。

尽量使大腿平行于地面。挺胸，挺直脊柱，保持6~10秒，均匀呼吸5次。若做不到，可以背部靠墙练习。

牛面式

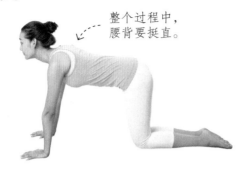

整个过程中，腰背要挺直。

采用基本猫跪立姿势，手臂、大腿与地面呈直角，目视前方。

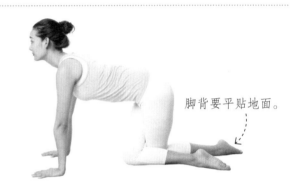

弯曲右腿，然后缠绕在左大腿前侧，双小腿开阔地分开，脚背平贴地面。

脚背要平贴地面。

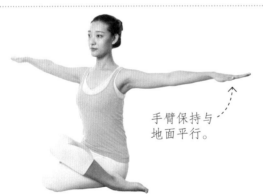

手臂保持与地面平行。

身体向后倾，慢慢坐直。吸气，手臂在体侧平举，与地面平行。

弯曲右肘，把右手放到两肩胛骨之间。弯曲左肘，把左前臂收向背部，直到左手手指能和右手手指相扣。挺胸，头部和颈部挺直，注视前方。保持这个姿势5~20秒。

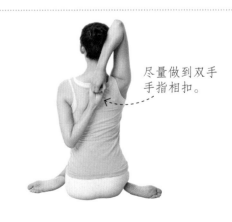

尽量做到双手手指相扣。

摩天式

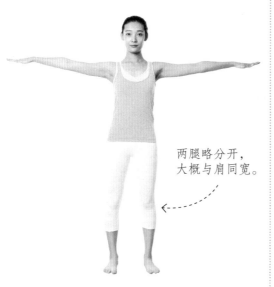

两腿略分开，
大概与肩同宽。

站立，两腿略分开，保持脊柱挺直。吸气，双臂在体侧平举，掌心向下。

1

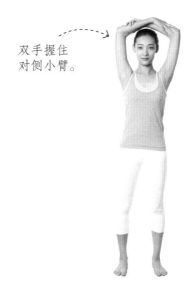

双手握住
对侧小臂。

双臂高举过头顶，伸直，掌心相对。屈肘，双手握住对侧小臂。

2

3

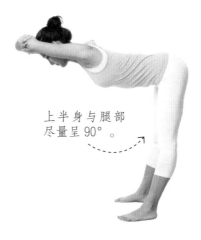

整个身体尽量
向上拉伸。

吸气，抬起脚跟，以脚尖着地，屏住呼吸，将整个身体向上拉伸。

4

上半身与腿部
尽量呈90°。

呼气，脚跟着地，上半身向前倾，直到上半身与腿部呈直角。自然呼吸，保持10秒钟。

第四章
延缓衰老，拒绝容貌焦虑

　　女性进入更年期之后，会发现自己的脸上逐渐多了许多斑点，眼角细纹增多，皮肤变得松弛。看着镜子中的自己颜值降低，不少女性会觉得难以接受。为什么更年期女性皮肤会发生变化？更年期女性应该怎么保养皮肤？更年期女性身材又会发生什么变化？这一章会对这些问题进行解答，并给出一些行之有效的办法，帮助女性养护肌肤，控制体重，延缓衰老。

坦然面对皮肤衰老

　　衰老是指随着年龄的增长，机体的各个器官逐渐丧失了适应能力。女性进入中年之后，皮肤的新陈代谢逐渐减缓，皮肤会出现衰老的迹象：皮肤松垂，皱纹增多，逐渐失去红润，没有光泽。

皱纹

　　虽然更年期女性皮肤松弛、身体衰老是不可避免的，但是通过改变生活习惯等方式，也可以淡化皱纹，延缓衰老。

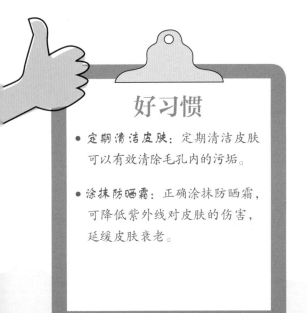

好习惯

- **定期清洁皮肤**：定期清洁皮肤可以有效清除毛孔内的污垢。
- **涂抹防晒霜**：正确涂抹防晒霜，可降低紫外线对皮肤的伤害，延缓皮肤衰老。

坏习惯

- **熬夜**：熬夜容易使面部皱纹增多、皮肤暗沉、长痘，加快衰老速度。
- **负面情绪缠身**：经常生闷气、情绪低落，会使皮肤衰老速度加快。经常愁眉苦脸、唉声叹气，会加深面部皱纹。

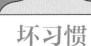

注意饮食和营养

　　蔬菜和水果中的番茄红素和叶黄素等营养物质有助于预防和减轻紫外线对皮肤的伤害，减少皱纹的产生。大豆中含有丰富的大豆蛋白，经常食用可以使皮肤色斑变淡、皱纹减轻。

改善皱纹的食物

牛奶

牛奶含有丰富的蛋白质与矿物质，可防止肌肤干燥、色素沉着，使皮肤更加细腻、滋润、有光泽。

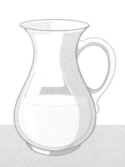

西蓝花

西蓝花中的有益物质能增强皮肤的抗损伤能力，有助于保持皮肤弹性。

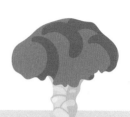

豆制品

豆制品中含有大豆异黄酮，有助于改善皮肤松弛、下垂等现象。其中的维生素 E 和亚油酸，有助于限制皮肤细胞中黑色素的合成。

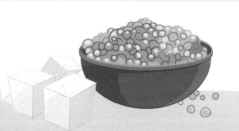

西红柿

西红柿中含有丰富的维生素，能够促进皮肤中的胶原蛋白合成。

胡萝卜

胡萝卜富含 β-胡萝卜素，可以抑制黑色素的生成，减少皮肤色素沉着，使肤色更加均匀。

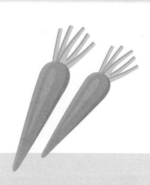

猪蹄

猪蹄中含有丰富的胶原蛋白，可以延缓皮肤衰老，帮助肌肤保持水嫩光泽。

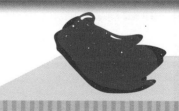

更年期痤疮

更年期女性的卵巢功能逐渐下降，体内的雌激素分泌不足，再加上其他的激素变化，这些可能会诱发皮脂腺的过多分泌，从而引起痤疮。女性在更年期还会出现自主神经功能紊乱的现象，影响睡眠质量，也会加重痤疮问题。在平时生活中应该注意休息，保证充足的睡眠。

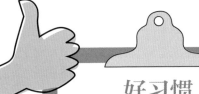

好习惯

- 健康的日常饮食：少吃高糖饮食，多吃蔬菜、水果和全谷物等健康食品，可以防止毛囊皮脂腺的过度分泌，防止痤疮的炎症加深。

- 保持良好的生活习惯：避免熬夜，保持规律的生活习惯，避免皮肤直接长时间暴露在阳光下，并注意个人卫生，有助于皮肤清洁、健康。

坏习惯

- 经常用手摸脸：手上有非常多的污垢和细菌，经常摸脸可导致脸部细菌滋生，引发痤疮。

- 经常熬夜：熬夜容易导致内分泌紊乱，产生痤疮。

- 卸妆不干净：化妆品属于化学物质，如果残留过多可导致肌肤问题，引发痤疮。

药物疗法

治疗痤疮的药物有内服和外用两种，最好遵医嘱使用。除药物疗法外，还有多种物理和化学疗法，建议听取专业人士的意见，切不可自己动手挤破。

改善痤疮的食物

猕猴桃

猕猴桃含有丰富的维生素C，可以帮助提高皮肤的抗氧化能力，使皮肤变得更加细腻、光滑、有弹性。

香蕉

常食香蕉，可润肤养颜，通便排毒。

白菜

白菜含有多种维生素，能够护肤养颜，防止色素沉着。

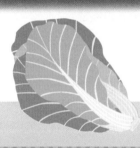
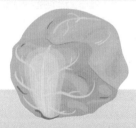

黑豆

黑豆中的烟酸可以在一定程度上促进皮肤细胞的新陈代谢，增加皮肤的光泽度，淡化色斑，有助于达到美白的效果。

粗粮

粗粮中的纤维素能够加快肠道蠕动，促进排便，有助于减少痤疮等肌肤问题的发生。

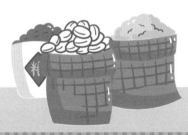

核桃

核桃当中含有的角鲨烯以及不饱和脂肪酸等成分，有助于保持皮肤的弹性和润泽。

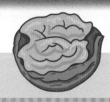

养护肌肤，延缓衰老的食谱

皮肤的紧致和水润是身体气血充盈的外在表现，同理，想要拥有健康、紧致的皮肤，少不了对身体内环境的调理。这里推荐几款食谱，简单易行，内可理气养血，外可养护肌肤。

桃花红糖汤

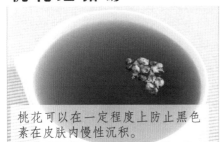

桃花可以在一定程度上防止黑色素在皮肤内慢性沉积。

原料： 干桃花6克，红糖适量。

做法： 1.干桃花洗净，和红糖一起放入砂锅中，加入适量清水。

2.大火煮沸转小火煲1小时，取汤即可。

功效： 消斑祛斑，嫩白肌肤。

花生木瓜鸡脚汤

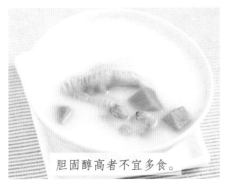

胆固醇高者不宜多食。

原料： 木瓜1个，花生80克，鸡脚2只，姜适量，盐适量。

做法： 1.木瓜洗净，去皮，去籽，切块。

2.花生洗净；姜洗净，切片。

3.鸡脚洗净，去甲，用刀背敲裂。

4.木瓜、花生、鸡脚和姜片放入砂锅中，加入适量清水，大火煮沸转小火煲1.5小时，加盐调味即可。

功效： 提神解疲，养颜润肤。

杏仁猪肺汤

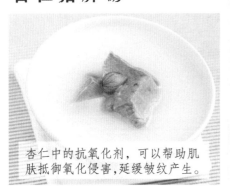

杏仁中的抗氧化剂，可以帮助肌肤抵御氧化侵害，延缓皱纹产生。

原料： 甜杏仁20克，猪肺200克，姜适量，蜂蜜适量。

做法： 1.甜杏仁洗净；姜洗净，切片。

2.猪肺洗净，切小块，用开水氽2分钟，去血水，捞出洗净。

3.猪肺、甜杏仁和姜片放入砂锅中，加入适量清水，大火煮沸转小火煲1小时，放凉后，加蜂蜜调味即可。

功效： 排毒，养颜润肤，减少皱纹产生。

桂圆红枣杏仁汤

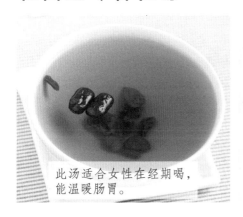

此汤适合女性在经期喝，能温暖肠胃。

原料： 甜杏仁 15 克，桂圆 10 克，枸杞子 10 克，红枣 8 颗，红糖适量。

做法： 1. 甜杏仁洗净，沥干水分；桂圆、枸杞子洗净；红枣洗净，去核。

2. 甜杏仁、桂圆、红枣和枸杞子放入砂锅中，加入适量清水，大火煮沸转小火煲 30 分钟，加红糖调味即可。

功效： 补气养血，抗老化。

牛奶木瓜雪梨汤

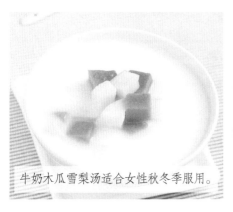

牛奶木瓜雪梨汤适合女性秋冬季服用。

原料： 牛奶 500 毫升，木瓜 1 个，雪梨 1 个，蜂蜜适量。

做法： 1. 木瓜洗净，去皮，去籽，切块。

2. 雪梨洗净，去皮，去核，切块。

3. 木瓜和雪梨放入瓦罐内，加入适量清水和牛奶，盖上瓦罐盖，放入锅中，隔水炖 1 小时，放凉后，加蜂蜜调味即可。

功效： 美白养颜。

绿豆薏米山楂汤

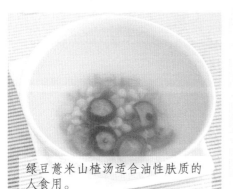

绿豆薏米山楂汤适合油性肤质的人食用。

原料： 绿豆 25 克，薏米 25 克，山楂 10 克，白糖适量。

做法： 1. 绿豆洗净，用清水浸泡 1 小时。

2. 薏米洗净，提前浸泡 4 小时；山楂洗净，切片。

3. 绿豆、薏米和山楂放入砂锅中，加入适量清水，大火煮沸转小火煲 1 小时，加白糖调味即可。

功效： 清热散结，凉血排毒。

牛奶鲫鱼汤

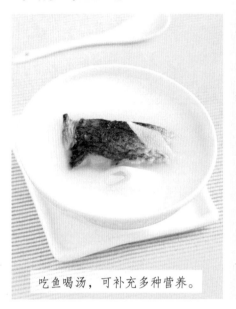

吃鱼喝汤，可补充多种营养。

原料： 鲫鱼 1 条，牛奶 500 毫升，葱适量，姜适量，油适量，盐适量。

做法： 1.鲫鱼去鳞，去内脏，去鳃，洗净，切段。

2.葱洗净，切段；姜洗净，切片。

3.锅中倒入油，待油热时，放入葱段、姜片和鲫鱼；鲫鱼煎至两面金黄，加入适量清水，大火煮沸，待鱼汤飘出浓香并看到汤色呈乳白状时，倒入牛奶，大火煮沸转小火煲 30 分钟，加盐调味即可。

功效： 增强肌肤弹性，淡化皱纹。

南瓜番茄菜花汤

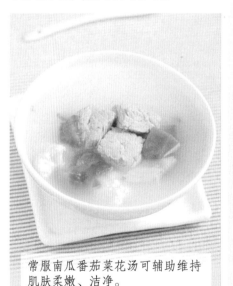

常服南瓜番茄菜花汤可辅助维持肌肤柔嫩、洁净。

原料： 南瓜 50 克，菜花 30 克，番茄 1 个，猪瘦肉 50 克，姜适量，盐适量。

做法： 1.南瓜洗净，去皮，切块；菜花洗净，切朵。

2.番茄洗净，切块；姜洗净，切片。

3.猪瘦肉切块，用开水氽 2 分钟，去血水，捞出洗净。

4.猪瘦肉和姜片放入砂锅中，加入适量清水，大火煮沸转小火煲 1 小时；接着放入南瓜、菜花和番茄煮熟，加盐调味即可。

功效： 改善粗糙肤质，洁净皮肤。

海带绿豆玫瑰花汤

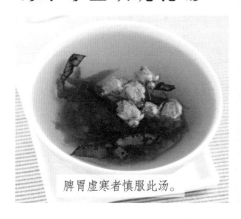

脾胃虚寒者慎服此汤。

原料： 海带 30 克，绿豆 50 克，枇杷叶 15 克，玫瑰花 5 克，红糖适量。

做法： 1. 海带洗净，切碎；绿豆洗净，用清水浸泡 1 小时。

2. 枇杷叶、玫瑰花分别洗净。

3. 海带、绿豆、枇杷叶和玫瑰花放入砂锅中，加入适量清水，大火煮沸转小火煲 1 小时，加红糖调味即可。

功效： 清热解毒，凉血清肺，疗疮除痘。

黄瓜薄荷汤

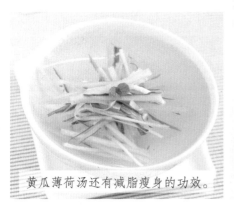

黄瓜薄荷汤还有减脂瘦身的功效。

原料： 黄瓜 1 根，薄荷 15 克，蜂蜜适量。

做法： 1. 黄瓜洗净，切丝；薄荷洗净，切碎。

2. 黄瓜和薄荷放入汤锅中，加入适量清水，大火煮 10 分钟，放凉后，加蜂蜜调味即可。

功效： 清热利湿，去除痘印。

胡萝卜黄瓜鸡蛋汤

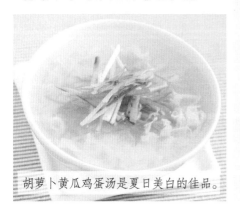

胡萝卜黄瓜鸡蛋汤是夏日美白的佳品。

原料： 胡萝卜 1 根，黄瓜 1 根，鸡蛋 1 个，香油适量，盐适量。

做法： 1. 胡萝卜洗净，切丝；黄瓜洗净，切丝；鸡蛋打入碗中，搅匀。

2. 胡萝卜和黄瓜放入汤锅中，加入适量清水，大火煮 10 分钟，放入鸡蛋液，再次煮沸，加盐调味，最后淋上香油即可。

功效： 消肿解毒，养颜润肤。

简单瑜伽，延缓皮肤衰老

练习面部瑜伽，可促进面部的气血循环，增强肌肤弹性、活力。

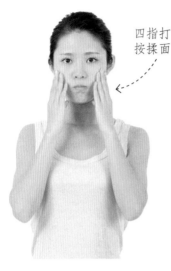

四指打圈
按揉面颊。

吸气，鼓起双颊，用四指的指腹打圈，轻轻按揉面颊肌肤。按揉 10 秒，呼气，反复做。

掌心按揉面颊。

用手掌心按揉面颊。

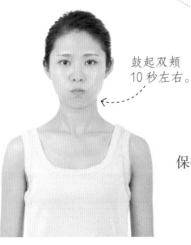

鼓起双颊
10 秒左右。

按揉后，闭嘴鼓双颊，保持 10 秒即可。

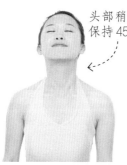

头部稍微后倾，
保持 45° 即可。

放松并保持背部挺直，
头稍微向后倾并朝向天空，
保持 15 秒左右，然后将头部
恢复到正常位置。

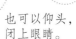

也可以仰头，
闭上眼睛。

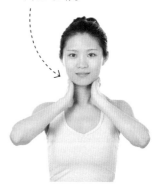

双手手指轻轻从下巴处
滑向锁骨位置，从上至下轻
轻滑过，不要太用力，放松
颈部肌肤。

轻轻按压，有感觉
就可以。

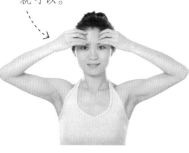

两手从额头的中心轻轻
按向两侧，经过太阳穴时轻
轻按压两下，重复 4 次。

眼睛不舒服可以闭
眼休息一下再做。

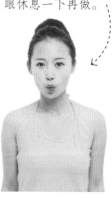

将脸颊内侧吸进去，睁
大眼睛，保持几秒钟。直到
眼睛开始不舒服，可以眨眨
眼还原。

上提外眼角不要太用力。

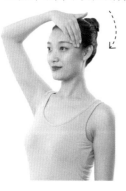

右手手指放在左侧外眼
角，配合呼吸，手指慢慢上
拉眼角处皮肤，保持 10 秒钟，
左右各做 15 次。

除了日常的面部瑜伽，体式瑜伽也能在一定程度上保养肌肤，改善面部容颜。

狮子式

这个动作可以缓解颌面部压力，锻炼面部肌肉，有助于拉伸面部皮肤，同时增强脑部供血量，促进面部的血液循环。

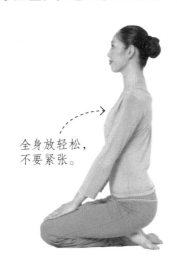

全身放轻松，不要紧张。

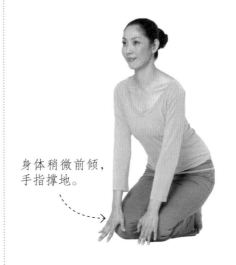

身体稍微前倾，手指撑地。

跪坐，上身挺直，双手掌心向下搭放在膝盖上。

1 2　身体前倾，手指撑地。深吸一口气，让气息充满肺部。

3 4

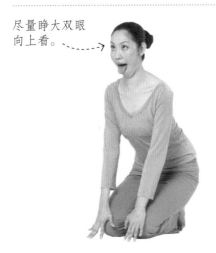

尽量睁大双眼向上看。

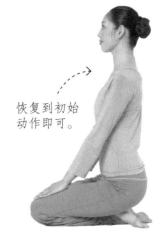

恢复到初始动作即可。

呼气时大张口，伸出舌头，尽量睁大双眼向上看，并发出"啊"的声音。保持这个姿势 10~15 秒，感受到面部肌肉的轻微拉伸即可。

还原并放松。

向太阳致敬式

这个动作可以舒展身体，增加脑部供血量，辅助改善皮肤状态。

双臂自然下垂，放在身体两侧。

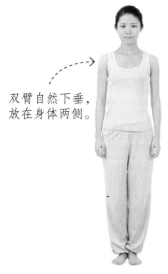

站立，双腿并拢，双手放在身体两侧，均匀呼吸。

1

2

右腿膝盖微曲，保持平衡。

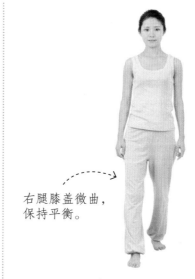

吸气，左腿向后撤一大步，同时屈右腿。

3

4

上身向后仰，下巴尽量抬高。

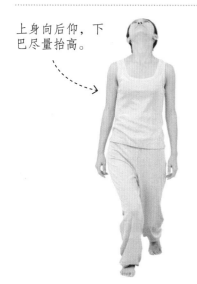

呼气，头部向后仰，眼睛向上看。保持10秒左右，注意全身放松。

全身放松，回到初始动作。

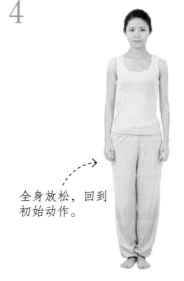

回到初始动作并放松身体。

这些"美容穴"，延缓肌肤衰老
艾灸疗法

艾灸能够升高皮肤温度，促进血液循环，有助于保障皮肤组织新陈代谢的正常进行，增强细胞的再生能力。

养护肌肤的穴位

合谷穴有助于大肠排出毒素，使肌肤变得白皙。三阴交穴有疏肝理气、养血活血的功效，可以辅助祛斑、祛痘、除皱。中脘穴可以和胃健脾，通调腑气。肺俞穴可以滋阴养肺，使面色变得更加红润。肾俞穴可以补充肾气，在一定程度上改善眼睑水肿、黑眼圈。

刺激方法
- **艾条温和灸** 10~15 分钟
- 灸至**透热**为宜
- **每周** 1~2 次

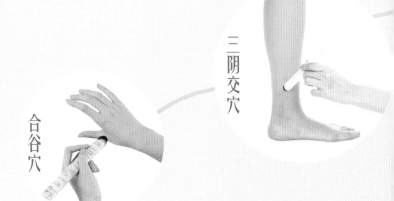

三阴交穴

合谷穴

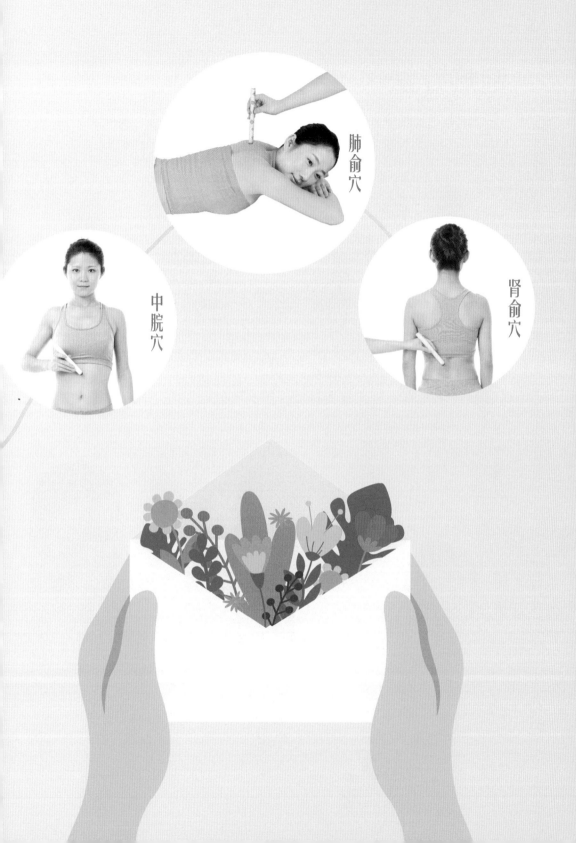

肺俞穴

中脘穴

肾俞穴

刮痧疗法

刮痧能改善面部血管的微循环，使面色更加红润有光泽，还可以加速细胞的新陈代谢，促进衰老细胞的脱落，维护皮肤的弹性状态。

养护肌肤的穴位

印堂穴可以舒缓神经，刺激额头和眼部的表皮细胞，帮助延缓抬头纹的形成。鱼腰穴能帮助改善皮肤粗糙，淡化鱼尾纹。睛明穴可以帮助改善眼部皱纹，让双眼更有神。承泣穴可以使面部肌肉更加坚挺，在一定程度上避免松垮、下垂。承浆穴有利于排出体内毒素，可预防长斑、长痘。足三里穴可以调和气血，改善肌肤状况。

刺激方法
- **刮痧板**刮拭 5~10 分钟
- 刮至皮肤**微微发红**
- **每周** 1~2 次

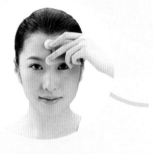

印堂穴

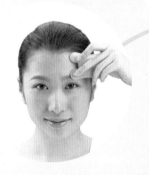

鱼腰穴

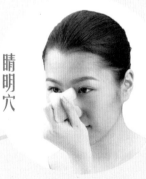

睛明穴

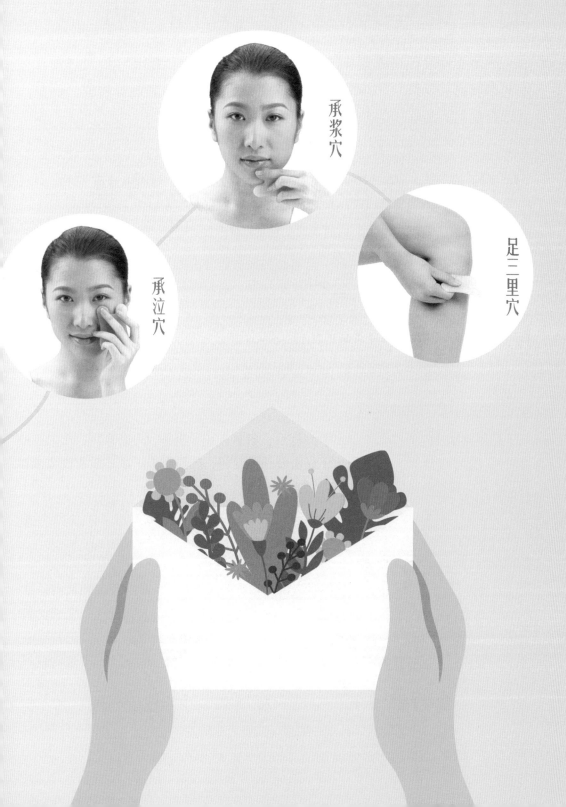

承浆穴

足三里穴

承泣穴

别让更年期成为"发福"期

很多女性发现进入更年期之后，即便吃的没有以前多，但是体重却依然增加，甚至还会出现腰身变粗、小腹凸起、圆肩驼背等现象，这种身体变化其实是体内的激素水平剧烈波动造成的。

为什么女性进入更年期容易"发福"

更年期女性"发福"原因

雌激素不仅维护女性的特征，还对脂肪代谢起着重要的作用。年轻时，雌激素分泌旺盛，脂肪代谢比较快。但是到了更年期，随着卵巢功能的衰退，雌激素分泌水平也开始下降，脂肪代谢变得缓慢，所以容易变胖。一些中年女性面临生活和工作的双重压力，可能导致体重增加。

脂肪堆积会带来哪些影响

更年期女性体内的雌激素水平降低后，脂肪会在腰腹部、内脏聚积，造成中心性肥胖。脂肪在上半身的堆积，不仅会使腰围变粗，还会影响一系列激素的合成和分泌，从而引发糖尿病、高血压等心脑血管疾病。

脂肪为何容易堆积在腹部

与身体的其他部位相比，腹部肌肉抵抗脂肪的能力较弱，这一点是腹部容易堆积脂肪的重要因素。腹部的脂肪过多会影响正常的代谢，同时还有诱发心血管疾病的风险。我们可以通过对腰围的测量来判断腹部脂肪是否有过多的堆积。进行腰围测量的时候，要保持身体直立，双脚分开 20~30 厘米，保持呼吸平稳，不可收腹与屏气，测量肋弓下缘与髂前上棘连线中点处的围长，也可用软尺贴近身体，绕脐一周测量腰围。

如何判断超重与肥胖

更年期女性发胖率会偏高，如果及时、合理控制体重，便可有效改善与肥胖相关的各种身体异常。因此，更年期女性要建立控制体重的意识。

身体质量指数（BMI）是反映身高与体重之间关系的简便指数，通常用于对成人进行超重和肥胖分类。计算公式是BMI=体重（千克）÷[身高（米）]^2。世界卫生组织对成人做出的超重和肥胖定义为BMI等于或大于25时为超重，BMI等于或大于30时为肥胖。

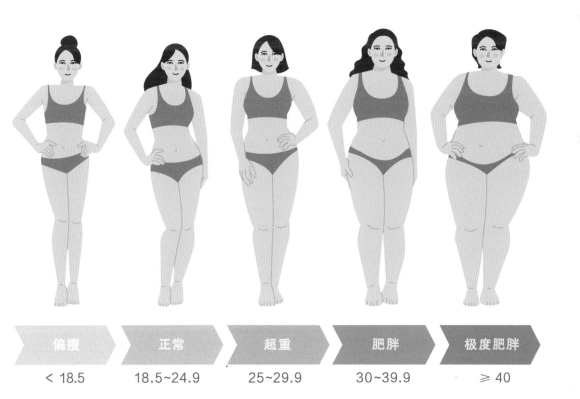

偏瘦	正常	超重	肥胖	极度肥胖
< 18.5	18.5~24.9	25~29.9	30~39.9	≥ 40

更年期女性一定要知道的肥胖征兆

更年期肥胖是指更年期女性身体内激素水平发生变化，导致体重增加的现象。主要标志是脂肪在腰部、臀部和大腿周围堆积。体内激素变化，新陈代谢减缓，身体燃烧的热量减少，从而导致体重增加。

这些信号说明你在悄悄变胖

食量增加

突然间的食量增加，尤其是在晚餐后，可能是身体变胖的早期信号。请不要忽视这种变化，它可能是身体对能量需求增加的反映。

疲劳感加重

当身体开始变胖时，疲劳感也会随之而来。这是因为多余的脂肪会加重身体负担，影响新陈代谢，使疲劳感加重。

腰围增加

腰围的增加是身体变胖的明显信号。过多的脂肪会堆积在腰部，使腰围增加。

运动耐力下降

变胖的身体无法承受与以往相同的运动量，运动耐力明显下降。

更年期节食减肥不可靠

更年期是每个女性一生中必经的一个时期，很多女性会发现自己的腰身越来越粗，面对日益增加的体重很是苦恼，一部分人会选择节食减肥。其实减肥不能依靠节食，节食减肥的原理是减少摄入的热能，造成机体热能负平衡，迫使身体消耗体内脂肪而达到减肥的目的。节食减肥期间，脂肪虽然少了，但是摄入的营养物质也会减少，体质会变差，对健康不利。

更年期女性健康饮食

女性在进入更年期后，应该多食用一些富含蛋白质的食物，蛋白质可以很好地修护身体组织，同时还能够调节新陈代谢。鱼、禽、蛋、奶及豆类都是优质蛋白质的良好来源。另外，更年期女性饮食要清淡，多食蔬菜、水果、全谷物，少食过甜、过咸、过油腻和辛辣刺激性食物。

更年期肥胖是各类疾病的"始作俑者"

更年期女性肥胖不仅影响美观和心情，更重要的是，还可能会诱发多种疾病。

心脑血管疾病

更年期女性体内新陈代谢减缓容易导致脂肪在腰腹部堆积。腰围超标的人，更容易患心脑血管疾病。肥胖是高血压、高血脂等很多慢性病的源头。

心脏疾病

过量脂肪会导致心脏功能发生改变，容易造成心力衰竭、心律失常等心脏疾病。

慢性肾脏病

肥胖会使肾脏负担增大，导致肾脏血流灌注改变，最终导致肾损伤。

胃食管反流

腹部脂肪增加可导致腹内压升高，易引发胃食管反流。

癌症

更年期肥胖与超重的女性患癌风险相对更高。

更年期女性不能只吃素

很多女性为了避免更年期肥胖，一味地追求素食。实际上，只吃素食不仅会导致营养不良，还会引起骨质疏松。控制饮食的重点是保持营养的均衡，而不是单纯地摒弃肉食。人体需要摄入糖、蛋白质、维生素、微量元素等营养物质，单一的素食很难满足人体需求。女性在进入更年期以后，如果只吃素，会造成营养不均衡。

纯素食饮食还可能会引发女性激素失调的问题，素食中富含植物雌激素，而肉类食物中含有动物雌激素。更年期女性激素水平变化较大，这时需要尽量控制激素的平衡。如果只吃素食，身体会摄入过多的植物雌激素，导致激素失衡，可能会加重更年期症状。

更年期要合理调整饮食

更年期女性积极调整饮食结构、控制总热量的摄入，可以更好地控制体重。在平常的饮食中增加高膳食纤维食物的摄入，既可以增加饱腹感，又能减少对高热量食物的摄入。此外，适量减少高糖和高脂肪的摄入也是保持体重的关键。

更年期需要补充什么营养

更年期女性需要从多种食物中获取蛋白质、脂肪、维生素等营养物质，这在满足身体需求的同时还有助于缓解更年期症状。蛋白质是身体细胞的重要组成部分，可以维持肌肉和骨骼的健康。脂肪可以促进脂溶性维生素的吸收，更年期女性应该多从鱼类和坚果中摄取健康的不饱和脂肪。同时还应该限制摄入含有大量饱和脂肪和反式脂肪的食物。

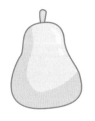 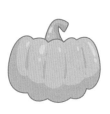 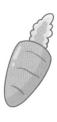 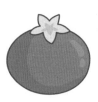

科学吃好一日三餐

一日三餐应做到能量上的科学分配，早餐提供的能量应占全天总能量的 25%~30%、午餐应占 30%~40%、晚餐应占 30%~35%。吃植物性的食物多一些，要占 70%~80%；吃动物性的食物少一点儿，占 20%~30%。

建立规律的三餐进食习惯，有助于维持稳定的消化频率。稳定的消化频率是促进肠道蠕动的关键。一般情况下，早餐在 6:30~8:30 进食，午餐在 11:30~13:30 进食，晚餐在 18:00~20:00 进食为宜。两餐时间间隔以 4~6 小时为宜。

坚持低盐、低脂、低糖饮食

●培养清淡饮食习惯，少吃高盐和油炸食品。更年期女性每天盐摄入量不超过 5 克，烹调油摄入量 25~30 克。

●控制添加糖的摄入量，每天摄入不超过 50 克，更年期女性最好控制在 25 克以下。不喝或少喝含糖饮料。

●每日反式脂肪酸摄入量不超过 2 克。

多吃全谷物

全谷物比精制食物含有更多的膳食纤维、维生素等营养物质，更年期女性多吃全谷物对健康大有裨益。全谷物中丰富的膳食纤维不仅可以帮助控制血糖，还可调节肠道菌群，保持肠道健康，预防便秘，更能帮助更年期女性降低血脂、胆固醇，以及患心血管疾病的风险。

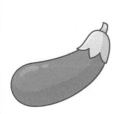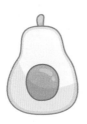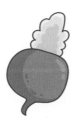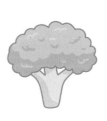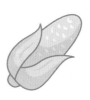

五步控制中年体重

第一步：维持正常血糖水平和胰岛素水平

食用了过多的精制碳水化合物后，血糖水平大幅升高。如果不进行控制，长此以往，会导致腰腹部的脂肪堆积，患糖尿病、心脏病的风险也会增加。当血糖长期居高不下时，胰腺就会分泌更多的胰岛素来调节血糖，如果血糖持续升高，胰岛素受体变得不敏感，就会出现代谢异常，从而导致胰岛素分泌也出现问题。

如果想要维持正常血糖水平和胰岛素水平，更年期女性平常应该控制饮食总热量，做到清淡、均衡饮食，保证正常的新陈代谢。

第二步：控制三个指标

腰臀比：用腰围除以臀围，得到的就是腰臀比，腰臀比是判定中心性肥胖的重要指标。女性理想的腰臀比为 0.67~0.8。腹部脂肪过多会导致血脂升高，增加患病风险。

体重指数：体重指数一般指身体质量指数，其英文缩写为"BMI"。按照世界卫生组织的标准，成人指数在 18.5~24.9 属正常范围，低于 18.5 表示体重过低，超过 25 表示超重。

体脂率：体脂率指的是体内脂肪量在总体重中所占的比例，能反映人体内脂肪含量的多少。女性的体脂率应该保持在 20%~30%，过度肥胖会增加患高血压、糖尿病、高血脂等各种疾病的风险。

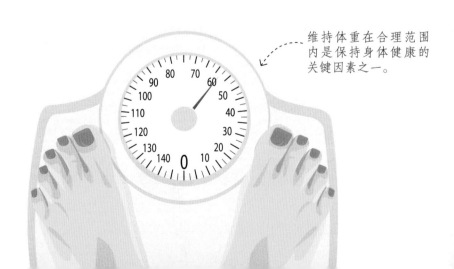

维持体重在合理范围内是保持身体健康的关键因素之一。

第三步：改善新陈代谢

饮食调理：豆制品里面含有大豆异黄酮，能够辅助促进雌激素分泌，改善新陈代谢缓慢。

运动调理：根据自身的实际情况，适当地进行锻炼。运动能够促进体内的新陈代谢，对身体健康很有好处。

心理调理：长期精神压力过大，体内的激素水平会发生紊乱，继而影响新陈代谢的速度。平常应该多和家人、朋友沟通，必要时及时就医，在医生指导下通过心理疏导的方式进行调理。

第四步：经常锻炼

运动的时候消耗的热量越多，体内的糖分和脂肪消耗得就越多，而且多锻炼还可以保护心脏，提高免疫力。更年期女性体力相比年轻时有所下降，所以应尽量选择打太极拳、散步、慢跑等活动量较小的运动。如果伴有心脑血管疾病，一定要注意运动的强度和安全。

第五步：调整好心态

更年期女性要保持情绪稳定。更年期种种身体不适和激素的变化很有可能会影响到情绪，导致情绪不稳定，如果不能及时控制，会间接导致身体发胖。我们可以转移注意力，适当培养一些新的兴趣爱好，作为对自己的挑战，从中获得价值感和成就感。

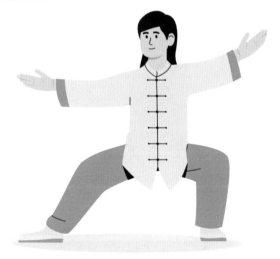

这些健康汤饮，帮助瘦身

　　肥胖对更年期女性健康的影响不容小觑，除了适度运动、控制饮食外，更年期女性还可以服用以下汤饮帮助瘦身减肥。

菠菜魔芋汤

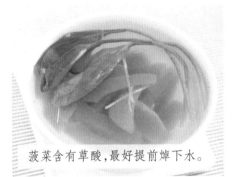

菠菜含有草酸，最好提前焯下水。

原料： 菠菜 150 克，魔芋 100 克，姜适量，盐适量。

做法： 1.菠菜洗净，用开水焯 1 分钟；姜洗净，切丝；魔芋洗净，切成条，用开水焯 2 分钟，捞出，沥干。

2.菠菜、魔芋和姜丝放入汤锅中，加入适量清水，大火煮沸转小火煲 30 分钟，加盐调味即可。

功效： 减肥，排毒。

菠萝橘子魔芋汤

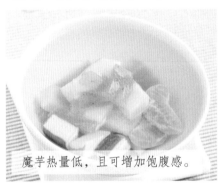

魔芋热量低，且可增加饱腹感。

原料： 魔芋 50 克，菠萝 3 片，苹果 1 个，橘子 1 个，白糖适量。

做法： 1.魔芋洗净，切成条，用开水焯 2 分钟，捞出，沥干。

2.橘子剥成瓣；苹果洗净，切丁；菠萝切块。

3.魔芋、菠萝、苹果和橘子放入汤锅中，加入适量清水，大火煮沸转小火煲 30 分钟，加白糖调味即可。

功效： 宽肠通便，瘦身。

黄瓜苹果玉米汤

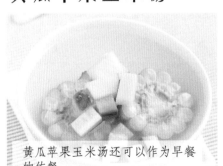

黄瓜苹果玉米汤还可以作为早餐的佐餐。

原料： 黄瓜 1 根，玉米 1 根，苹果半个，盐适量。

做法： 1.黄瓜洗净，切丁；玉米洗净，切段；苹果切块。

2.玉米和苹果放入汤锅中，加入适量清水，大火煮沸转小火煲 30 分钟；接着放入黄瓜稍煮片刻，加盐调味即可。

功效： 利水消肿，减肥健体。

白菜豆腐汤

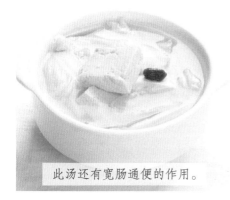

此汤还有宽肠通便的作用。

原料：白菜100克，豆腐50克，枸杞子适量，盐适量，香油适量。

做法：1.白菜洗净，切片；豆腐洗净，切块。

2.白菜、豆腐、枸杞子放入汤锅中，加入适量清水，大火煮15分钟，加盐调味，最后淋上香油即可。

功效：降脂减肥，滋润美肤。

冬瓜荷叶薏米汤

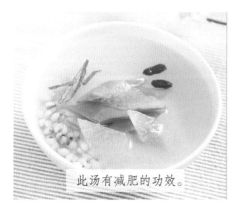

此汤有减肥的功效。

原料：冬瓜200克，荷叶1片，扁豆50克，薏米50克，枸杞子适量，姜适量，盐适量。

做法：1.冬瓜去皮，洗净，切片；扁豆洗净，切段。

2.薏米洗净，浸泡4小时；荷叶洗净，切丝；枸杞子洗净；姜洗净，切片。

3.冬瓜、荷叶、扁豆、薏米、枸杞子和姜片放入砂锅中，加入适量清水，大火煮沸转小火煲1小时，加盐调味即可。

功效：瘦身，利水消肿。

薄荷鸭蛋汤

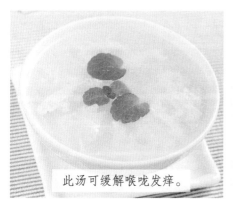

此汤可缓解喉咙发痒。

原料：鸭蛋2个，薄荷30克，香油适量，盐适量。

做法：1.鸭蛋打入碗内，搅匀；薄荷洗净。

2.在汤锅中加入适量清水，大火煮沸，淋入鸭蛋液，煮到半熟时，放入薄荷和盐，煮沸，最后淋上香油即可。

功效：疏风散热，助消化。

减肥瘦身的瑜伽

　　瑜伽是一项和缓的有氧运动，可以帮助锻炼者在轻松的氛围中瘦身，更年期女性可以试试以下瑜伽动作来帮助瘦身。

战士式

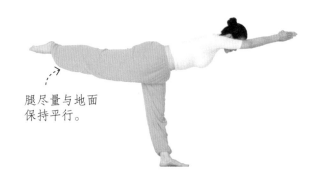

腿尽量与地面保持平行。

　　身体前俯，右腿直膝往后伸直，双臂向前伸展，手臂、上身和右腿保持在同一平面，与地面平行。保持10秒钟，换左腿重复。

平板支撑式

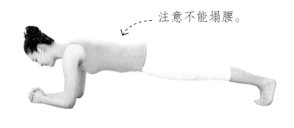

注意不能塌腰。

　　俯卧，双肘弯曲支撑在地面上，上臂和地面垂直，脚尖着地，身体离开地面，肩膀、臀部、膝盖和脚踝保持在同一平面，支撑并保持1分钟。

斜板式

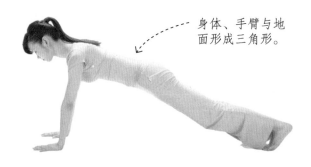

身体、手臂与地面形成三角形。

　　双手支撑，保持双手与肩同宽，核心肌肉收紧，脚趾蹬地。保持1分钟。

上犬式

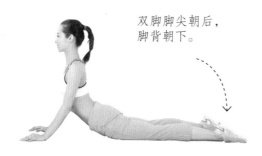

双脚脚尖朝后，
脚背朝下。

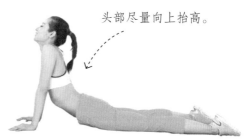

头部尽量向上抬高。

俯卧，双手放在胸腔两侧支撑起
上半身，双腿向后伸直。

吸气，双手用力推地，带动身体
向上伸展。

V 字平衡变式

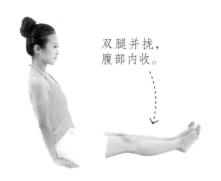

双腿并拢，
腹部内收。

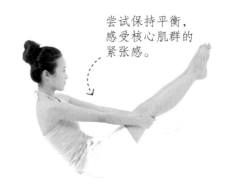

尝试保持平衡，
感受核心肌群的
紧张感。

平坐，双腿向前伸直，双手放在
身体两侧。

双腿上抬，身体后仰，双手抱住
膝盖窝，整体构成一个 V 形。

蝗虫式

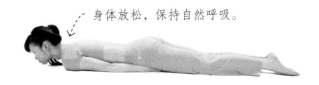

身体放松，保持自然呼吸。

平趴，双手伸展放在身下。

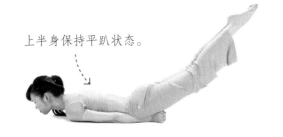

上半身保持平趴状态。

双腿并拢抬起。

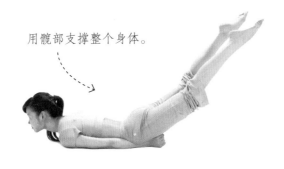

用髋部支撑整个身体。

双腿分开，头部稍微抬起。

练习瑜伽要循序渐进，切不可盲目用力，长期坚持，才可达到瘦身塑形、修炼身心的目的。

拉弓式

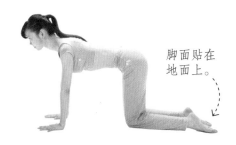

脚面贴在地面上。

跪姿，双手撑在地面上，腰背挺直，与地面平行。

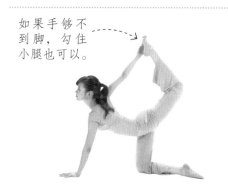

如果手够不到脚，勾住小腿也可以。

左腿向上抬起，右手向后伸展，勾住左脚，保持 15 秒钟。

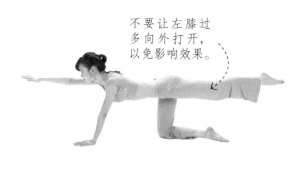

不要让左膝过多向外打开，以免影响效果。

放开左脚，左腿下落与地面平行，右手向前伸展，右手臂、上身和左腿保持在同一平面，保持 5 秒钟。

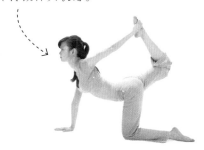

保持微仰头状态。

换腿重复第二个动作。

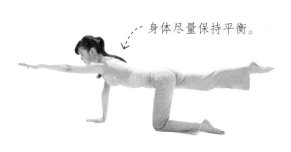

身体尽量保持平衡。

换腿重复第三个动作。

第五章
养护大脑，稳定情绪

记忆力减退、失眠、时常会感到情绪低落……如果出现这些状况，说明你的大脑很可能已经悄悄进入了"更年期"。这个时候我们应当如何养护大脑，稳定情绪呢？

大脑也有"更年期"

人脑的组成

　　人脑由大脑、小脑、脑干等组成，其中大脑是中枢神经系统的重要组成部分，也是脑的主要部分。

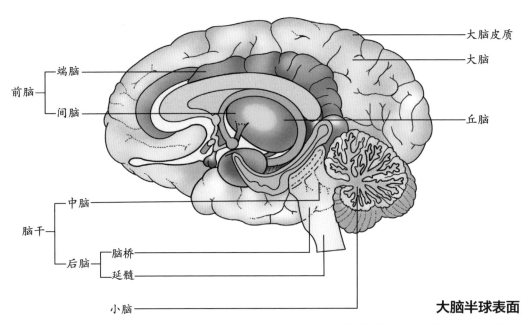

大脑半球表面

　　大脑半球表面有许多弯弯曲曲的沟裂，称为脑沟，其间凸出的部分称为脑回。这些脑沟、脑回就像一块皱拢起来的绸布，展平面积约有半张报纸大小。

大脑也需要照料

　　随着年龄的增长，大脑会经历多个阶段的变化，需要悉心照料。在人的一生当中，大脑的发展变化可大致划分为四个阶段，每个阶段都会对我们的能力和行为产生深远影响。

大脑发育的四个阶段

　　其实，在大部分人吸入第一口空气时，大脑已经诞生 8 个多月了。胎儿大脑在母体受孕后 4 周内开始发育。这时，三层胚胎细胞中的一层发生卷曲，形成神经管。一周后，神经管的一端发生弯曲，发育成前脑、中脑、后脑的基本架构。大脑的发育会受到许多因素的影响而产生差异，如遗传、教育、营养与疾病等，但在出生后，大脑的发育都会经历以下四个阶段。

第四阶段：
老年期

45~50 岁，女性进入更年期，这是中年向老年的过渡时期。此时，大脑也会出现衰退迹象，记忆力开始变差，严重者还会患上阿尔茨海默病。

第三阶段：
成年期

25 岁左右的时候大脑发育基本稳定。这个阶段大脑的发育基本完成，但未定型，大脑还会继续改变，仍具有可塑性，只是改变不像之前那样"大刀阔斧"。

第二阶段：
青春期

这一时段青少年的大脑仍在发育，此时大脑发育并不完全成熟，对外界环境和压力也会格外敏感，这可能导致青少年在做决策时较为冲动。

第一阶段：
童年时期

在我们探索周围世界的时候，大脑发育处于高峰期。童年时期的大脑开始发展出更高级别的认知能力。

如何在更年期保护脑健康

更年期是女性生命中的一个重要阶段，通常在 45~55 岁之间出现。在更年期，女性的卵巢逐渐停止产生卵子，雌激素和孕激素的分泌也逐渐下降，雌激素水平的变化对大脑有着重要的影响。

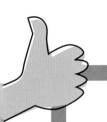

好习惯

- 学习新鲜事物：可以让大脑神经细胞建立新的突触联系，有益于提升大脑功能。

- 锻炼手指灵活性：能够增加大脑神经突触连接的数量，提高认知能力。

- 保持健康的生活方式：能给大脑提供优良的生存环境。

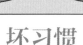

坏习惯

- 高脂高糖高盐饮食：会降低大脑的记忆力、学习能力，损害大脑的健康。

- 暴饮暴食：会引起大脑反应迟钝，加速大脑的衰老。

- 过度用脑：会导致记忆力下降、头痛、头胀、头晕、耳鸣等症状，反应也会变得迟钝。

- 长期熬夜：会导致思维能力下降，使大脑过早进入衰老状态。

保健小妙计，延缓大脑衰老

常玩智力游戏，像猜字谜、接龙游戏等都是提高大脑功能的好方法。平时要注意放松，压力太大会导致大脑中负责接收新信息的海马区皮质缩小，而且太大的压力还会导致高血压，增加认知损伤风险。

对大脑健康有益的食物

富含蛋白质的食物

富含蛋白质的食物，如鸡蛋、牛奶、瘦肉等，可以为大脑补充营养物质，在一定程度上促进大脑神经细胞的修复和更新。

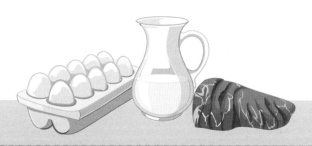

海带

海带含有丰富的亚油酸、卵磷脂等营养成分，有健脑的功效。

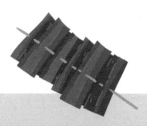

杏仁

杏仁富含不饱和脂肪酸，可以辅助提高智力和记忆力，促进脑部健康。

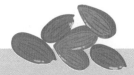

核桃

核桃富含不饱和脂肪酸。每日吃 2~3 个核桃，持之以恒，可起到增强记忆、缓解脑疲劳等作用。

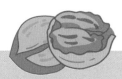

拿什么拯救更年期女性的睡眠

很多女性进入更年期之后会出现睡眠障碍，有的女性想睡却睡不着；有的女性睡着之后很快又会醒来，醒来后又要经过长时间的调整才能入睡；有的女性会出现睡觉不踏实，经常做梦的情况；更严重的女性整宿难以入睡，即使吃一些助眠的药物也毫无睡意。

失眠严重影响女性的生活质量，也会对女性的身体健康造成一定的影响。

免疫力下降： 睡眠不佳会间接导致内分泌功能紊乱、免疫力下降。长期失眠的人群中，有80%的人存在日间疲倦、食欲不振的情况，同时自身抗病能力也有所下降。

记忆力减退： 睡眠不足会使人无法集中注意力，同时造成记忆力减退与反应力变慢。

衰老： 长期睡眠不足，导致皮肤状态变差、面色焦黄、白发增多，加速衰老。

更年期的哪些症状会影响睡眠

潮热和盗汗

潮热通常伴随着出汗，从面部起始，蔓延到脖颈和手臂。这个过程持续时间可能不到1分钟，也可能长达数分钟。如果一味忍受，不加以干预，不但影响睡眠质量，还会诱发疾病。

关节和肌肉疼痛

关节和肌肉疼痛在更年期很常见，肌肉骨骼疼痛通常与疲劳、情绪变化、睡眠障碍、体脂率增加或压力大有关。

泌尿系统感染

部分更年期女性因为受到夜间尿频、泌尿系统感染等影响，无法获得高质量睡眠。

情绪变化

更年期常见的情绪变化是焦虑、抑郁和易怒。这些负面情绪会严重影响女性的睡眠质量。

这些方法，改善睡眠不佳

调整饮食

　　更年期睡眠不好可以多吃一些有助眠效果的食物，如小米、核桃、黑芝麻、红枣等，这些食物含有丰富的氨基酸和维生素，能起到镇静、安神、助眠的作用。注意不能吃过多辛辣、刺激、油腻食物，否则会让失眠的症状更加严重。睡前也不要吃太饱，不要喝酒以及含提神物质的饮料。

改变生活习惯

　　可以制定一个规律的睡眠时间表，避免在下午久睡，以防晚上入睡困难。睡前可阅读、听音乐或者洗个热水澡，以放松身心。

合理使用药物

　　如果更年期失眠情况严重，可以在医生指导下进行药物治疗，还可以搭配中医针灸、按摩等方式调理，以改善睡眠质量。

保持心情舒畅

　　更年期情绪波动比较大，如果总是处在抑郁烦躁的情绪当中，睡眠质量会变差。平时要保持愉快轻松的心情，做好自我调节，情绪不好时多和家人或朋友沟通交流。睡觉之前可做深呼吸释放压力，对情绪调节有帮助。在心态良好或情绪稳定的情况下入睡，失眠情况才会得到改善。

适当运动

　　坚持运动可以有效改善更年期失眠症状，常见的运动方式有骑车、游泳、慢跑等，但是运动量要控制好，不宜让身体太过疲惫。晚上锻炼的时间不要太接近睡觉时间。

适当泡脚

　　睡觉之前适当泡脚能加快下肢血液循环速度，可以及时将血液、氧气提供给心脏、大脑这些重要器官，有助于改善睡眠质量。

改善睡眠环境

　　枕头的高度不合适、床过软或过硬，都会影响睡眠。另外，还要保持卧室安静、温湿度适宜。

更年期如何应对记忆力减退

更年期女性体内的雌激素水平上下波动会引起记忆力减退等情况，更年期女性要正确认识，积极应对。

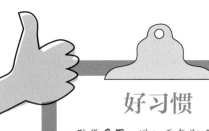

好习惯

- **勤学多思**：进入更年期后也要勤动脑，积极展开思维活动，这样可以延缓大脑衰老，利于保持敏捷的思维能力。

- **培养兴趣**：培养各种兴趣爱好，如绘画、书法、跳舞等，尽量投入精力学习，这有助于调节大脑活动。

坏习惯

- **过度抑郁**：长期焦虑或者抑郁，会引起精神过度紧张，还会影响睡眠质量，同时也会引起记忆力减退。

- **酗酒**：酒精可以帮助人们消除疲劳，使大脑亢奋。但是，酒精对脑细胞的麻痹作用，很可能导致大脑出现暂时性记忆丧失，还会影响到大脑的健康。

饮食调节记忆力减退

可以多吃一些有助于增强记忆力的食物，如鱼肉、鸡蛋、肉类等含胆碱的食物；或者适当吃一些富含卵磷脂的食物，如豆制品等；另外还可以食用坚果等。

更年期记忆力减退不是阿尔茨海默病

阿尔茨海默病是一种中枢神经系统的退行性病变，起病隐匿，症状呈进行性加重。更年期记忆力减退是由精神压力过大、激素代谢水平紊乱等因素引起的，两者完全不同，不可混为一谈。

阿尔茨海默病与更年期记忆力减退有何不同

更年期记忆力减退主要是由于女性卵巢功能逐渐衰退，导致内分泌失调，进而引发记忆力、思考力和注意力的减退。这种减退可能与脑退行性病变、情绪不稳和睡眠障碍有关。随着年龄的增长，大脑功能逐渐退化，记忆力也会逐渐减退。此外，更年期期间由于内分泌的失常，患者可能会出现如抑郁等情绪异常的表现，这也可能影响记忆力。同时，一部分患者可能会遇到入睡困难或早醒的情况，睡眠不足也会导致记忆力减退。

阿尔茨海默病则是一种神经系统退行性疾病，主要表现为记忆力减退、认知能力下降以及行为异常等。患者可能记不住事情，学不了新东西，社交圈退化，甚至出现非认知的损害，如性格反常化改变等。阿尔茨海默病的发病年龄多在65岁以上的老年人中，而更年期记忆力减退则发生在40~60岁的中年女性之间。

更年期记忆力减退可以通过改变生活方式、均衡饮食、激素替代疗法等方法来缓解症状。而阿尔茨海默病目前并没有明确的治愈方法，通常通过药物和康复训练来延缓病情进展。

角度	更年期记忆力减退	阿尔茨海默病
记忆	偶尔会忘记刚刚说的话和做的事，但经过提醒或者过一会儿能够想起来	记忆衰退，忘东忘西，重复发问
物品收纳	忘记东西摆放的地方，但是可以通过慢慢回忆去寻找	收纳出现障碍，东西乱摆乱放
性情	受更年期综合征影响，情绪可能会发生一些变化，但可以缓解	个性和情绪出现极大的改变，与之前相比可能判若两人
幻想	不存在幻想的问题	出现幻想、幻觉
沟通	偶尔找不到合适的词语	语言表达出现问题
时间和地址	偶尔忘记时间、地址，随后能想起来	对时间和地点感到混乱，甚至会忘记自己为什么会在这里

阿尔茨海默病的七个阶段

漫长的告别：阿尔茨海默病

阿尔茨海默病，是常见的老年神经系统疾病，其主要表现为记忆力下降、认知衰退等。阿尔茨海默病是逐步发展的疾病，早期主要表现为轻度健忘和迷路等，逐步发展为重度的健忘、沟通困难、性格变得孤僻和偏执等，到了晚期，患者甚至会出现运动障碍，完全需要依赖他人照顾。

日常行为困难

短期记忆退化

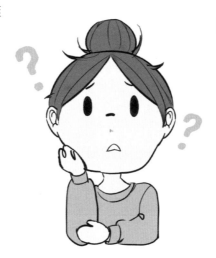

认知障碍
性格改变

理解表达
能力下降

第一阶段：
无症状

这一阶段，患者的表现与正常人没有差别，不管是主观的自我感受或是客观的评估均无异常，但此时大脑神经元已经出现病理改变。

第二阶段：
轻微认知功能减退

个人主观上感受到自己的记忆力下降，比如忘记他人名字，忘记日常物品摆放的位置，如钥匙、手机、眼镜等。但客观专业的认知功能评估并不显示患者存在记忆问题。

第三阶段：
阿尔茨海默病早期

会忘记重要的事情，阅读文章后短时间内大部分内容无法回忆起来，以前在工作中能完成的事情，现在完成得比较费力甚至无法完成，在与他人的沟通交流中可能会出现忘记词语或名字等情况。

怎么自测是否得了阿尔茨海默病

　　记忆力：是否存在记忆力下降或记忆力丧失，比如忘记重要日期和事件等。

　　认知能力：是否存在认知能力下降，比如识别一个新图片或者计算一组数字的乘法，阿尔茨海默病患者往往不能在一定时间内正确回答问题。重遇朋友、亲属时，可能也无法认出。

　　言语能力：是否存在言语障碍，如语言混乱、词不达意等情况，患者通常不能用准确的词汇表述自己的意思。

　　注意力：是否存在注意力下降，难以集中注意力的时候。

　　自理能力：是否存在自理能力的下降，患者常会忘记正在做的事情，无法完成穿衣、刷牙等日常任务。

**第四阶段：
轻度**

多个认知领域出现问题，记忆力减退，计算能力下降，和他人交流时词汇量减少。

**第五阶段：
中度**

记忆力明显下降，对于一些重要的细节无法回忆，比如年龄、电话号码、居住地址等。无法自己独立生活，需要他人帮助完成日常生活中的事务，比如洗澡、穿衣、上厕所等。

**第六阶段：
中重度**

不能回忆起以往发生的事，即使在熟悉的地方也会迷路。生活完全要靠他人照顾，无法独自穿衣、洗澡、上厕所。还会出现一些异常的行为，比如出现幻觉，或者怀疑身边人要伤害自己等。

**第七阶段：
严重或晚期**

这一时期基本只能卧床，仅能说数个词语，比如回答问题时只能说"是""不是""好的"等，甚至只是发出咕噜声或尖叫声回应，有的患者即便没有外界的刺激也会发出叫声。不认识熟悉的人和物品，不会吃饭，需要他人喂食，大小便失禁等。

喝点汤饮补补脑

对于用脑过度、更年期记忆力减退等情况，食用一些补脑的汤饮可以缓解这些症状。

山药荔枝汤

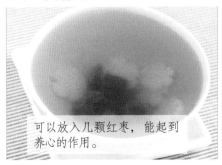

可以放入几颗红枣，能起到养心的作用。

原料： 山药 100 克，荔枝 6 颗，红糖适量。

做法： 1.山药洗净，去皮，切片；荔枝剥壳，去核取肉。

2.山药和荔枝肉放入砂锅中，加入适量清水，大火煮沸转小火煲 30 分钟，加红糖调味即可。

功效： 补脾益肝，改善失眠。

小麦黑豆夜交藤汤

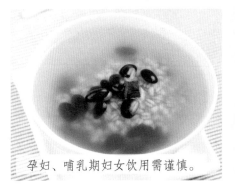

孕妇、哺乳期妇女饮用需谨慎。

原料： 小麦 45 克，黑豆 30 克，夜交藤 6 克，白糖适量。

做法： 1.小麦、夜交藤洗净；黑豆提前浸泡 2 小时。

2.小麦、黑豆和夜交藤放入砂锅中，加入适量清水，大火煮沸转小火煲 1 小时，出锅前加白糖调味即可。

功效： 滋养心肾，安神。

柏子仁猪心汤

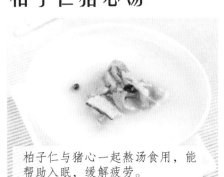

柏子仁与猪心一起熬汤食用，能帮助入眠，缓解疲劳。

原料： 猪心 1 颗，酸枣仁 6 克，柏子仁 6 克，当归 5 克，姜适量，盐适量。

做法： 1.猪心切片，用开水汆 3 分钟，去血水，捞出洗净。

2.酸枣仁、柏子仁、当归分别洗净；姜洗净，切片。

3.猪心、酸枣仁、柏子仁、当归和姜片放入砂锅中，加适量清水，大火煮沸转小火煲 1 小时，加盐调味即可。

功效： 补血养心，安神定惊。

黄花菜木耳汤

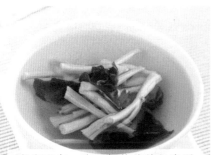

夜寐不宁、胸膈烦热的神经衰弱患者尤其适宜饮用此汤。

原料： 干黄花菜10克，干木耳10克，香油适量，盐适量。

做法： 1.干黄花菜洗净，用热水浸泡约20分钟，择洗干净。

2.干木耳用温水泡发，择洗干净。

3.黄花菜和木耳放入砂锅中，加入适量清水，大火煮沸转小火煲30分钟，加盐调味，最后淋上香油即可。

功效： 清热利湿，宽胸解郁。

核桃仁山药排骨汤

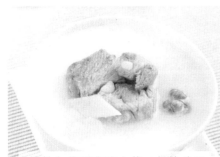

核桃仁能强化脑血管，保持神经细胞的活力。

原料： 核桃仁20克，山药100克，排骨500克，姜适量，盐适量。

做法： 1.核桃仁洗净；山药洗净，去皮，切片；姜洗净，切片。

2.排骨洗净，切块，用开水余5分钟，去血水，捞出洗净。

3.核桃仁、排骨和姜片放入砂锅中，加入适量清水，大火煮沸转小火煲2小时；接着放入山药片煮熟，加盐调味即可。

功效： 延缓大脑衰老，增强记忆力。

核桃仁莲子瘦肉汤

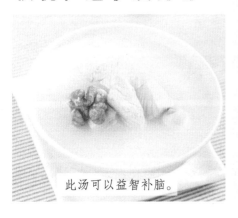

此汤可以益智补脑。

原料： 核桃仁20克，猪瘦肉200克，莲子50克，姜适量，盐适量。

做法： 1.核桃仁洗净；猪瘦肉切块，用开水余2分钟，去血水，捞出洗净。

2.莲子用温水浸泡1小时；姜洗净，切片。

3.核桃仁、猪瘦肉、莲子和姜片放入砂锅中，加入适量清水，大火煮沸转小火煲1小时，加盐调味即可。

功效： 健脑益智，增强记忆力。

"舌头操"，预防记忆力减退

医学研究表明，舌神经连接着大脑，当人体衰老时，先出现的信号往往就是舌头僵硬。经常做"舌头操"，可以间接刺激大脑，延缓大脑衰老，达到健脑的目的。

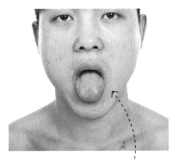

吐舌头

舌尖向前尽量伸出，使舌根有拉伸的感觉，然后收回卷起，反复10次。

舌根稍微有拉伸感即可。

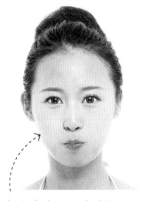

转舌头

让舌头在口腔内，以最大范围顺时针慢慢转10圈，然后再逆时针转10圈。

先逆时针后顺时针也可以。

做这个动作的时候，要抬头向上看。

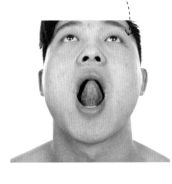

舌尖舔牙齿

将舌尖轻轻抵住上颚10秒，然后抵住上齿外侧10秒、下齿外侧10秒、下齿内侧10秒。

这套操做起来不拘时间，早上能做，中午能做，晚上也可以做，一般建议早晚各做1次，每次3~5分钟。

"手指操"，锻炼大脑

"手指操"可以刺激脑神经，促进脑部血液循环，延缓脑神经细胞的老化，有助于增强脑功能，提高记忆力。

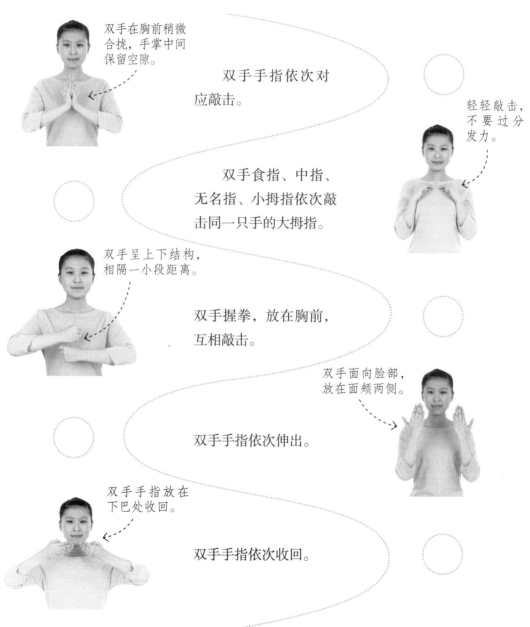

双手在胸前稍微合拢，手掌中间保留空隙。

双手手指依次对应敲击。

轻轻敲击，不要过分发力。

双手食指、中指、无名指、小拇指依次敲击同一只手的大拇指。

双手呈上下结构，相隔一小段距离。

双手握拳，放在胸前，互相敲击。

双手面向脸部，放在面颊两侧。

双手手指依次伸出。

双手手指放在下巴处收回。

双手手指依次收回。

这套健脑"手指操"简单、方便、易行，每天做2次，每次每个动作重复做20遍。

简单方法，恢复脑活力

锻炼大脑的方法有很多，我们可以尝试一些简单的大脑训练方法，让大脑更健康，延缓记忆力减退。

朗读

朗读的过程是把视觉刺激反馈给听觉，并加以确认。它带给大脑的刺激要比默读多，因此记忆也更加深刻。阅读时，建议在需要获取信息时默读，在分析或记忆信息时朗读。

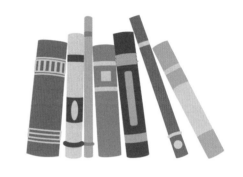

干梳头

头为诸阳之汇，中医学认为头为诸阳经聚会之处，百脉所通，对调节人体的生命活动起着重要的主导作用。运用干梳头的方法按摩头部，可以促进清阳上升，使百脉调和，有助于清醒头脑，增强记忆，预防神经衰弱、高血压、面神经麻痹、感冒及神经性头痛等疾病。

多使用左手

大多数人更习惯使用右手，右手运动是靠左脑支配的，因此人们平时对左脑的刺激比较多。如果有意识地用左手做一些事情，那么对大脑来说是一种新的刺激和开发。

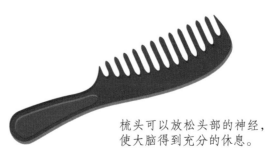

梳头可以放松头部的神经，使大脑得到充分的休息。

冥想能够提升快乐感和幸福感。

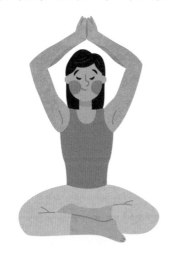

冥想

冥想时精神高度集中，身心放松，能延缓大脑衰老进程。冥想是一种对心智的锻炼，正如运动对肌肉的训练一样，冥想能让我们拥有更清晰的思维，以及更放松的心态、身体，并且还能帮助人们远离负面情绪，重新掌控生活。

练习倒走

倒走能锻炼小脑对方向的判断能力和人体的协调功能。此外，练习单脚独立也能达到类似的效果。

拥抱大自然

尽可能走出城市，多到山林、海边等风景优美的环境中和大自然接触，可以帮助大脑恢复到更好的状态。

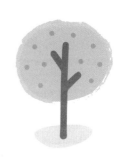

快走

运动神经中枢在脑的前额叶，运动命令就是从这里下达的。每天进行20分钟的快走运动，能够改善脑部血流量，刺激脑部产生有益的活性物质。

这些穴位帮助调节大脑功能

按摩疗法

对头部特定的穴位进行按摩，有提神醒脑、缓解疲劳的功效，能在一定程度上缓解紧张、焦虑等情绪，对大脑的健康有很大好处。

调节大脑功能的穴位

百会穴可醒脑开窍，促进头部血液循环，预防血液运行不畅。太阳穴可缓解头痛，还可以缓解眼部疲劳，促进血液循环。安眠穴能缓解失眠、颈痛等症状。印堂穴对头痛、失眠等症状有一定的改善作用。神庭穴有健脑益智、安神助眠的功效。

刺激方法
- **手指按摩** 3~5 分钟
- **力度适中**
- **每天** 1~2 次

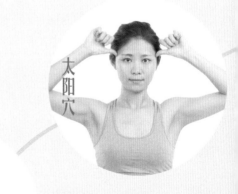

太阳穴

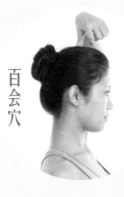

百会穴

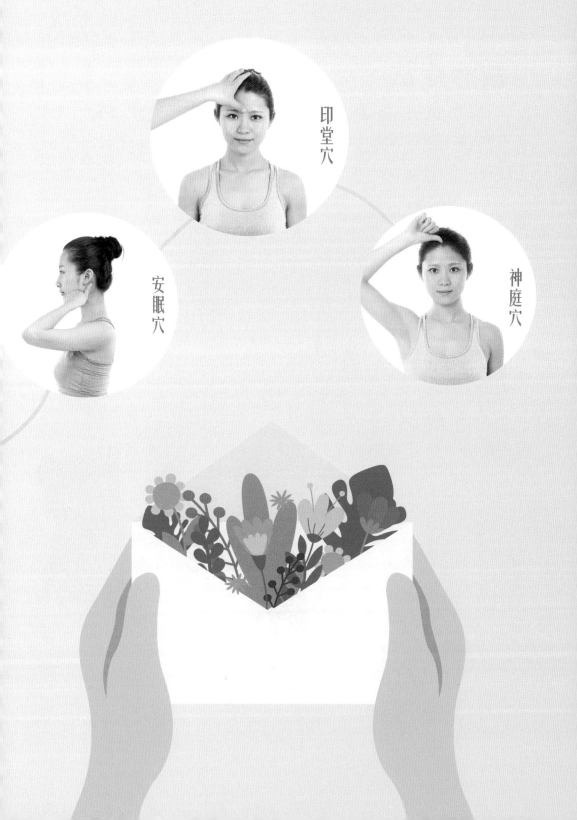

印堂穴

安眠穴

神庭穴

刮痧疗法

对头部的穴位进行刮痧可以促进头部血液循环，减轻疲劳，能够改善头皮局部的血液循环，并缓解头痛。

调节大脑功能的穴位

风池穴有通脑活络的功效，可缓解头痛、头晕，有助于睡眠。上星穴可以缓解头痛、头晕，经常刮拭对缓解大脑疲劳也有好处。颈百劳穴有醒脑安神、舒缓疲劳的功效。前顶穴有醒脑提神、缓解头痛、改善脑供血不足、辅助降低血压等功效。玉枕穴可以增加脑部的氧气供应，增强记忆力。

刺激方法
- **刮痧板刮拭** 3~5 分钟
- 力度适中
- **每天** 1~2 次

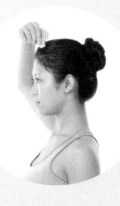

上星穴

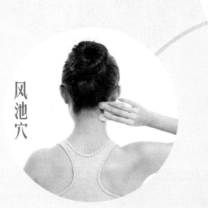

风池穴

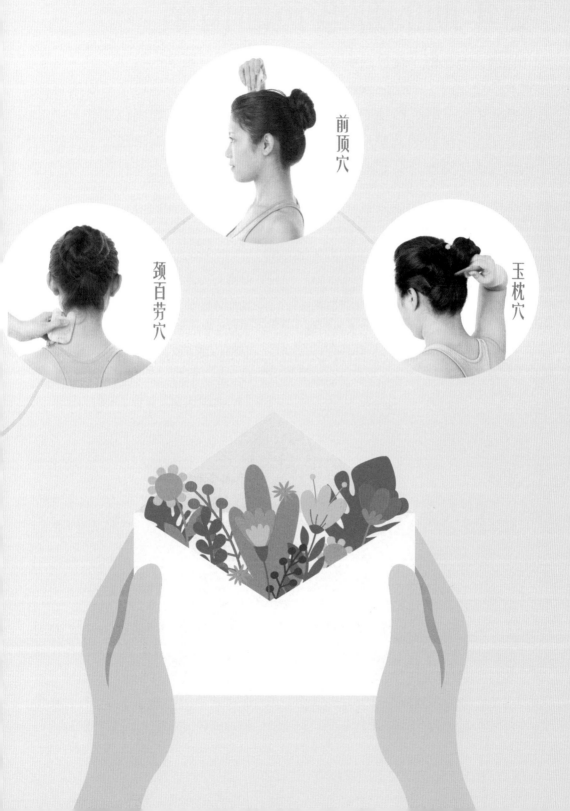

前顶穴

颈百劳穴

玉枕穴

更年期的那些负面情绪

到了更年期，女性的身体和情绪都会发生一系列的变化。很多女性面对这些变化时可能会感到困惑和不安，甚至自我责备。这个时期的女性可能需要应对一些外界情况，如子女升学就业问题、工作岗位调整、经济状况变化等，这些因素都可能引发女性情绪障碍。更年期阶段是女性抑郁、焦虑等情绪障碍的高发年龄段。

情绪低落、抑郁

更年期女性有时候会无原因地情绪低落、懒言少语、抗压能力下降。程度上可从闷闷不乐跨到悲痛欲绝。过去感兴趣的事物，现在会失去兴趣，觉得日常生活突然变得毫无吸引力。

易激惹

一点不如意的小事都可能引起情绪的较大波动，情绪发作时，往往会脱离理性掌控。这时会感觉自己像个提线木偶一样，被一根看不见的线控制着，身不由己，没法让暴怒的情绪停下来。对自己的情绪失去管理能力后，女性往往会有很无助的失控感。

恐惧

时常出现恐惧心理，恐惧衰老、记忆力减退等身体变化，偶尔会出现恍若隔世的感觉。

孤僻少动

经常感觉疲倦乏力，喜欢一个人独处，回避交往，性格变得孤僻。

焦虑

进入更年期的女性常常感到异常焦虑和不安，常常因为生活、工作而发愁，可能会出现过度担心、不安、害怕的情绪，注意力难以集中，严重者甚至无法正常放松和休息。

多疑

多疑是更年期女性常见的情绪表现之一，其表现形式多种多样，通常包括对人际关系的高度敏感、对流言蜚语的过度关注、对行为动作的过度解读以及无端的怀疑等。

更年期情绪发生变化的原因

下丘脑 - 垂体功能的退化

卵巢功能的衰退，使下丘脑 - 垂体功能退化，导致大脑皮质产生应激性的反应，进而出现一些神经精神症状，比如脾气暴躁、情绪波动较大，还可伴有焦虑不安、记忆力减退、注意力无法集中等症状。

焦虑症

焦虑症是一种常见的神经症，表现为持续性地出现强烈的紧张感和恐惧感。

激素水平波动

女性更年期卵巢功能衰退，导致内分泌功能异常，造成身体的激素水平波动。雌激素水平明显下降，可能会情绪失控，表现为脾气暴躁、经常发脾气等。

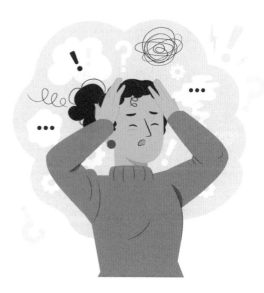

女性到了更年期，更容易出现情绪波动，表现为易怒、焦虑、激动等。

更年期如何纾解负面情绪

接纳自己的负面情绪

允许负面情绪的存在，不要责怪自己，也不要责怪他人，要了解这个时期出现的情绪问题是体内激素水平变化引起的，并非靠个人意志就能克服。同时要积极寻求适合自己的方法来纾解这些负面情绪。

运动法

常见项目包括：步行、太极拳、瑜伽、健身操、游泳等。研究认为，在一定范围内，运动干预的强度越大，更年期女性体内雌激素代谢水平的积极性变化越显著，焦虑、抑郁等更年期症状的改善程度越大。更年期女性可以从身体承受范围内的较高强度运动中获得积极的良性刺激，从而有效提高身心健康水平，这对缓解更年期的不良情绪有很大的作用。

适当发泄

击打宣泄法：通过击打模拟对象，快速宣泄负面情绪，释放不良压力。

流泪：哭是释放不良情绪的重要方法，也是心理保健的有效措施。人在激动时流出的眼泪含有高浓度的蛋白质，它可以减轻乃至消除人的压抑情绪。适当哭泣是一种自我保护措施。

喊跳法：选择一个清净的地方或者练歌房，高声地喊、吼，跳跃。情绪发泄就是要释放出全部的情绪，不必在意形象，想如何发泄就如何发泄。

心理暗示法

积极的心理暗示，能够舒缓自己的焦躁情绪。暗示自己当下的情绪是正常的心理表现，负面的情绪很快就会消散，迎来好心情。

多看喜剧

更年期女性经常受到负面情绪的困扰，可以看一些温馨、浪漫的喜剧，安抚浮躁的心，在欢声笑语中，内心的无名火自然也就被扑灭了。

正念减压法

借助身体扫描、饮食冥想、步行冥想、正念瑜伽等方法对个体的内在专注力进行唤醒，有助于自我情绪的调控，从而减少负面情绪和心理压力，改善更年期综合征的情绪问题。研究发现，情绪积极时内分泌也能够得到良好的调节。

目标转移法

女性在更年期阶段往往比较执拗，无法从某一种负面情绪中走出来。可以将自己的注意力转移到其他事情上，如逛街、听音乐、唱歌、养宠物、旅行、书法、绘画等，以此来减少沉浸在负面情绪里的时间。

学会倾诉

和他人交流，能够使负面情绪得到宣泄，在倾诉对象那里可以获得一些建议和支持。对于更年期女性来说，应该多进行这样的沟通和交流，使内心保持安静和稳定。

接纳法

情绪是有规律的，当我们不排斥的时候，它会自然消散；一旦我们排斥某种情绪，反而会受到纠缠。如果我们用一种接纳的态度去应对它，情绪就会随着时间的流逝慢慢消失。这本身就是一种积极的态度，会让我们获得更多的成长。

第六章
谨防更年期疾病

更年期是女性从成年期到老年期的一个过渡阶段，这一阶段的女性可能会出现种种不适，如关节疼痛、骨质疏松、潮热、盗汗等。这时要采取积极的心态和科学的医疗措施进行干预，以便平稳度过更年期。相信每一位女性都可以在更年期遇见更好的自己。

潮热、盗汗

潮热、盗汗是更年期综合征中的常见症状，大部分女性在更年期都会经历，会对女性的身体产生一定的影响。在潮热、盗汗症状发生后，我们可以根据症状采取有针对性的应对措施。

更年期潮热

更年期潮热是什么

潮热也称血管舒缩性潮红，是由于人体头部和颈部的皮肤血管扩张，导致更多的血液流到这些区域，进而发生的潮热现象。除了女性体内的激素变化，外部的因素也同样会影响女性潮热的强度和持续的时间。

单次潮热持续的时间一般是 1~5 分钟，可能 1 小时之内发作多次，可能一天发作多次，也可能一个月只发作 1~2 次。更年期潮热发作的频率因人而异，有些人的潮热症状比较轻，只会产生轻微的温热感，有些人症状比较严重，会影响到正常生活。

更年期潮热会有什么症状

烦躁、焦虑　　难以集中注意力　　疲劳、精力不足、睡眠困难　　感到沮丧、情绪低落　　短期记忆障碍　　出现两性问题和夫妻关系冲突

评估潮热情况的分量表

等级	潮热程度
无症状	无症状
轻度	不会干扰日常活动
中度	轻度干扰日常活动
重度	症状非常严重以致无法进行日常活动

更年期夜间盗汗

更年期盗汗表现为突然出汗、夜间多见、持续时间长。更年期女性可能会感觉到潮热，从头部开始向全身蔓延，然后开始大量出汗。盗汗经常在夜间出现，部分女性可能会在睡觉时被突然惊醒。盗汗持续时间可达到数小时，这也是与正常出汗的区别之一。

如何有效缓解更年期潮热、盗汗

体温升高的触发因素

辛辣食物：经常吃辛辣刺激性食物容易上火、口干舌燥，影响气血的运行。

肥厚甜腻的食物：油腻的食物如肥肉、油炸食品，甜腻的食物如奶油蛋糕、糖果等，这类食品容易阻碍脾胃运化，增加体内阴液亏损。

特殊饮料：咖啡、茶、酒中含有的咖啡因和酒精会使潮热现象更加严重。

吸烟：与不吸烟的女性相比，吸烟的女性在更年期潮热症状更严重、更频繁。

过于温暖的环境：睡觉时环境温度过高，或穿着衣物过多，都有可能影响身体散热，从而出现潮热。

压力：压力过大也会加重更年期潮热、盗汗。

从改变生活方式开始

调整情绪：更年期女性心情烦躁、发怒时会出现短暂的潮热，这种时候应该注意调整心情，避免情绪不稳定。

适量锻炼：适量地做一些运动，比如游泳、慢走、瑜伽等。在运动过程中，身体会分泌多巴胺，身心也会更加愉悦，这对情绪的调节、压力的释放有帮助，也可帮助缓解潮热。

改变生活习惯：戒除熬夜、吸烟、酗酒等不良习惯，劳逸结合，释放压力，有助于缓解更年期潮热。

改变饮食：更年期雌激素水平比较低，平时可以多吃一些豆制品、新鲜的蔬菜和水果，还要多饮水，补充充足的水分，这样可以缓解更年期潮热。

环境：尽可能保持室内凉爽，降低体感温度。

药物和激素替代疗法

有严重的潮热、盗汗症状的女性需要及时到医院进行治疗，药物和激素替代治疗是目前缓解潮热、盗汗等症状有效的方法。

更年期女性泌尿系统问题

更年期女性卵巢功能逐渐衰退，雌激素分泌减少，导致内分泌紊乱，进而影响泌尿系统，出现尿频、尿急、尿痛等症状，部分女性还可能出现尿道灼热、外阴瘙痒等症状。

尿频、尿急、排尿困难

更年期女性尿频、尿急的原因

喝水量较多： 更年期女性如果经常大量喝水或者吃一些利尿的食物，可能会引起尿频、尿急，这属于正常生理现象。

膀胱过度活动症： 通常是泌尿肌异常收缩或神经中枢异常引起的，还可能是排尿功能异常所致，从而出现尿频、尿急等情况。

泌尿系统感染： 泌尿系统感染多数是细菌侵入引起的，会出现尿频或者尿痛，严重者可伴有血尿。

激素水平变化： 更年期女性体内雌激素水平下降，可能会导致阴道黏膜和尿道黏膜出现相应变化，从而出现尿频、尿急等症状。

更年期总是尿频、尿急怎么办

调整心态： 女性进入更年期后，精神和心理方面都会发生变化，可能出现尿频、尿急的情况。这时需要调节好心理状态，让自己更快接受当前的变化，以便更好地应对。

治疗尿路感染： 更年期女性雌激素水平下降，免疫力降低，容易形成尿路感染，造成尿频和尿急。这种情况需要及时就医，做相关检查，科学治疗。

补肾： 更年期女性肾气虚，膀胱固摄无力，会出现尿频、尿急的问题，平时要多吃补肾的食物。肾虚严重的人，也可以进行中药调理，例如金匮肾气丸、六味地黄丸等，这些都有补肾气的作用，但是要遵医嘱服用。

治疗阴道炎： 更年期女性患上阴道炎，对排尿也有影响，可能出现尿频、尿急的问题。更年期女性要及时去医院治疗阴道炎，避免引发更严重的问题。

更年期尿路感染

尿路感染为什么会"盯上"更年期女性

一些女性在进入更年期或绝经后，会出现尿频、尿急、尿路感染等问题，这些症状可能是因为缺乏雌激素导致的。

体内雌激素水平的下降，容易导致女性内分泌紊乱，使得尿道和阴道的黏膜发生萎缩性改变。角化细胞减少，使尿道和阴道的自洁效果降低，细菌更容易在阴道内繁殖，从而出现泌尿系统感染的问题，表现为尿频、尿急、尿痛，甚至还会出现排尿困难、夜尿多、感觉尿不尽等情况。

如何改善更年期女性尿路感染

很多女性得了尿路感染后，会因为羞于启齿而忌讳就医，从而延误了病情。对于尿路感染的治疗，正确用药是关键。很多更年期女性的尿路感染问题总是反复，大多是因为治疗不彻底，在用药一段时间后自我感觉病情好转就停止用药，或者减少剂量，却不知道尿路感染是比较顽固的。

尿路感染后需要注意什么

注意外阴部的清洁和卫生，每次大小便后应从前往后擦拭，避免把肛门部位的细菌带入尿道口。选择宽松且透气性好的内裤，尽量一天一换洗。

少坐多动，减少久坐时间，加强体育锻炼，增强抗病能力。

远离油腻和辛辣刺激食物，可以多吃豆制品补充植物雌激素，必要时可在医生指导下小剂量补充雌激素。

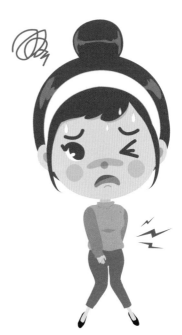

出现尿频、尿痛等症状后要及时就医。

更年期尿道炎

更年期尿道炎的原因

身体抵抗力低

女性进入更年期后身体抵抗力会下降，容易受到病原体的侵袭，引起尿道炎、尿频、尿急、尿痛等症状。

雌激素水平下降

更年期体内激素水平会发生变化。当雌激素水平下降时，阴道内的酸碱度会发生变化，对病原体的防御能力会减弱，容易引起感染，从而诱发尿道炎。

细菌感染

更年期未做好私处护理，或性生活不洁，容易引起细菌感染，会导致尿道黏膜肿胀、充血以及尿频、尿急症状。

更年期尿道炎有哪些症状

尿频：排尿次数增多。

尿急：有尿意时常不能等待，需要立即排尿。

尿痛：排尿时尿道有烧灼感，常遍布整个尿道。

血尿：可分为肉眼可见的和不可见的血尿，其中肉眼可见的血尿常出现在排尿初始的一段尿液里。

尿道分泌物：尿道外口见到不同于尿液的液性物质。

全身症状：尿道炎全身症状相对少见，可表现为畏寒、发热、全身酸软不适等。

如何预防更年期尿道炎

1.均衡营养，加强锻炼，增强机体免疫力。

2.戒烟戒酒，多饮水。

3.避免不洁性生活。性生活可能会把外阴或肛门部位的细菌带到尿道口，夫妻同房后应及时清洗会阴部，如果夫妻同时患病，需同时治疗，彻底恢复健康后才可进行性生活。

4.养成良好的卫生习惯，每天用温水清洗外阴，穿着干爽、透气的内裤。

5.不要憋尿，不久坐。

饮食上的注意事项

· 烹饪时少放盐、油，少用含盐高的调料，少吃腌制菜、腌制肉等。

· 主食不要只吃精米白面，可以用粗粮、杂豆、薯类、南瓜等替代部分主食。

· 荤素合理搭配，肉类首选鸡、鸭、鱼等，少吃肥肉。

关注更年期盆腔健康

更年期怎么就得了盆腔炎

女性进入更年期，身体的排毒能力和抗菌能力都会下降，盆腔更容易受到细菌和病毒的侵袭，从而引起更年期盆腔炎的发作。另外，女性在进入更年期后会逐渐出现闭经的现象，激素的变化也可能间接引发盆腔炎，这也是女性患盆腔炎的主要原因之一。

盆腔保养可改善更年期症状

更年期会有脾气暴躁、失眠多梦、记忆力下降、免疫力下降等症状，原因在于卵巢机能的下降，引起卵巢功能衰退以及生殖系统衰老。平时做好盆腔的保养可以有效地预防以及改善这些症状。

更年期盆腔炎的症状有哪些

下腹部疼痛：细菌从阴道经宫颈进入子宫、输卵管、卵巢等生殖器官或周围脏器，继而引起盆腔局部的炎症和盆腔组织的水肿、渗出、充血等情况，炎性渗出物刺激到盆腔的腹膜，从而导致下腹部疼痛。

腹部下坠感：盆腔处于充血的状态，炎性渗出物比较多，会刺激盆腔组织和器官，出现小腹坠痛不适的症状。

阴道分泌物增多：因为盆腔组织和器官受到刺激后会有大量的炎性渗出物及脓性液体产生，之后这些物质可经输卵管进入宫腔，再通过宫颈口排至阴道，所以阴道的分泌物会增多。

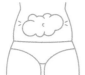

更年期得了盆腔炎怎么办

生活护理

多休息，避免劳累，患病期间不要进行性生活，以免引起交叉感染，加重炎症反应。同时要注意局部清洁，及时更换内裤。饮食要清淡，避免进食刺激、辛辣的食物。

物理治疗

可以通过热敷、按摩等物理疗法，促进血液循环，在一定程度上能促进炎症吸收以及消散，使病情好转。

药物治疗

如果症状较严重，可以根据医嘱适当服用药物进行治疗。

预防盆腔炎的运动

横向扭胯

身体自然站立，双手放在胯部左右两侧，带动胯部以左、前、右、后、左的顺序进行横向扭转运动，每扭转一圈为1个节拍，一共做2个8拍，之后让胯部向相反的方向重复进行扭转运动，同样做2个8拍。

侧向扭胯

身体站直，自然呼吸，放松全身，双手放于胯部两侧，带动胯部以左、右、左的顺序来回扭动，扭动一次为1个节拍，一共做4个8拍。

腹式呼吸

身体自然站直，也可平躺或平坐，自然呼吸，放松全身，做下腹式呼吸练习。吸气时小腹要向内收，并且阴部也要向内紧缩，呼气时小腹向外鼓出，一次呼吸为1个节拍，一共进行4个8拍。

按摩腹部

身体自然站直，均匀呼吸，全身放松，双手扶住下腹两侧，对耻骨处进行按摩，按摩一次为1个节拍，共做4个8拍。

轻拍小腹

从盆腔保健的角度来说，刺激小腹对预防盆腔炎是有帮助的。身体自然站好，均匀呼吸，全身放松。双手交替轻轻拍打下腹部位，用力要适度，不可过猛，每拍打一次为1个节拍，一共做4个8拍。

轻揉肚脐

身体自然站直，也可取坐姿或仰卧，均匀呼吸，全身放松，双手手掌交叠放于肚脐上，之后以顺时针的方向进行按摩，按摩一圈为1个节拍，一共做2个8拍，之后再逆时针按摩2个8拍。

更年期女性口腔问题

更年期女性出现口腔不适问题，可能是由于卵巢功能衰退，导致体内雌激素分泌减少，引起口腔黏膜萎缩、上皮细胞角化、黏膜变薄等情况，从而导致口腔不适。在受到细菌、真菌等感染后，还可能出现口腔溃疡、牙周炎等疾病。

口干、口苦怎么办

更年期女性常常出现口干、口苦的症状，这是雌激素水平下降导致唾液分泌减少所致。口干、口苦会导致口腔有不适感，口腔黏膜干燥容易引起口腔溃疡和口臭等问题。

更年期口干、口苦的原因

精神因素：更年期女性长时间处于焦虑、抑郁等情绪下，会影响食欲和水液代谢，可能会导致口干、口苦。此时应注意调整情绪，避免压力过大，注意适当放松心情。

激素水平变化：更年期女性卵巢功能衰退，导致雌激素水平下降，影响机体代谢，也会出现口干、口苦的症状。激素水平变化是正常的生理现象，日常可以吃一些清淡易消化的食物，多喝水，保持充足的睡眠，有利于缓解不适。

肝胆湿热：更年期女性出现肝胆湿热的问题，会导致脾胃运化出现紊乱，引发口干、口苦。平时饮食应注意多吃些清热利湿、补益肝胆的食物。

胃火炽盛：更年期胃火炽盛可使热邪积聚于胃内，灼伤津液，导致胃功能亢进、胃气上逆，引发口干、口苦，常伴有口臭、口腔溃疡、反酸等表现。日常应注意避免吃辛辣刺激性的食物。

如何缓解更年期口干、口苦

饮用足够的水：每天喝足够的水，保持身体水分充足。

减少咖啡因的摄入量：咖啡因是一种利尿剂，会导致身体失水，引起口干、口苦。减少咖啡和茶的摄入量，改喝水或无咖啡因的饮料。

均衡饮食：多吃水果和蔬菜，少食用油腻和辛辣食物。

保持室内空气湿润：使用加湿器可以增加空气中的水分，减轻口干、口苦的症状。

口腔溃疡反复发作

口腔溃疡是指口腔黏膜上的溃疡性病变，通常是免疫力下降、局部刺激或感染引起的。更年期雌激素水平的下降可能导致口腔黏膜变薄和免疫力下降，使口腔更容易受到刺激和感染，从而引发口腔溃疡。

为什么口腔溃疡反复发作

饮食因素：挑食、偏食使体内缺乏各种微量元素，口腔黏膜中黏液蛋白的合成减少，可导致口腔溃疡反复发作。

精神因素：部分女性在更年期时由于精神压力过大，容易产生焦虑、紧张等负面情绪，进而造成机体免疫功能下降，引起病原菌感染。

免疫因素：缺乏锻炼，造成免疫力下降，容易使机体受到病原菌侵袭。

创伤性因素：经常吃带壳类海鲜等尖锐食物，可导致口腔黏膜受损。

激素水平改变：更年期女性体内激素水平发生改变，导致体内的孕酮含量偏低，易反复发生口腔溃疡。

口腔溃疡应当怎样预防

·注意口腔的清洁卫生，早晚认真刷牙，饭后漱口，减少口腔细菌滋生。

·掌握正确的刷牙方法，兼顾牙齿的外侧面、内侧面和咬合面，不要使用过硬的牙刷。

·平时多运动，增强身体免疫力。

·保持乐观的情绪，及时排解压力；不熬夜，不过度劳累，保证充足的睡眠和休息。

·补充维生素 C、B 族维生素，以及锌、铁等微量元素。

·吃饭时细嚼慢咽，尤其是在食用一些干硬、尖锐的食物时，更要慢慢咀嚼之后再吞咽。

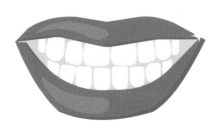

定期到口腔科进行检查，以便及时发现并治疗口腔问题。

不容忽视的牙周病

牙周病常见症状包括牙龈发炎、出血和牙齿松动，是成年人牙齿丧失的主要原因之一，也是危害牙齿和全身健康的主要口腔疾病。

牙周病的五字保健法

赶　每次就餐后，刷牙前，把洗净的食指伸进口腔，顺着牙齿把牙周围的残留物"赶"出来，清洁牙齿的同时还可以起到按摩牙床的作用。

刷　经过推赶后，用牙刷顺着牙齿从牙缝中刷去剩余的残渣。

漱　将留在口中的残留物漱掉，可用2%~5%的盐水。

按　经过上面几个步骤后，再用手指轻轻按摩牙龈10~15次，从上到下逐个按摩，以改善病变组织的血液循环，有利于加速炎症的消除。

嗑　上下嗑叩牙齿10~15次，运动牙根部，可以起到固齿作用。长期坚持，能使牙周病得到控制，未患病的牙齿也能得到保护。

更年期应该如何做好牙齿保健工作

预防全身性疾病，加强营养，提高身体素质，从而增强牙周组织的抗病能力；努力保持口腔清洁卫生；戒除对牙周组织有害的不良习惯，如吸烟、酗酒、单侧咀嚼等。

蛋白质是口腔组织生长发育的基础，蛋白质缺乏可加重牙周病的症状。应该多食用高蛋白食物，如蛋、肉、奶酪等。

不要长期食用大颗粒、粗纤维的食物，这些会对已患病的牙周组织造成机械性的压迫刺激，使局部的血液循环发生障碍，造成牙周组织营养不良、牙龈萎缩、牙槽骨吸收加重。但是，也不可长期进食过于精细的食物。

搞好个人口腔卫生，认真漱口。食物残渣长期堆积在牙缝中，会压迫刺激牙龈，引发慢性炎症，从而加重牙龈的萎缩。

刷牙要采用正确的方法，即从牙龈开始，沿牙齿纵轴上下刷洗，动作要轻柔。不正确的刷牙方式，如用力过度、横向拉刷、斜向交叉刷牙等，都可能对牙周组织造成机械损伤，使局部牙龈溃破，出现溃疡、出血、牙周进一步萎缩等。

更年期，警惕心血管病

在更年期女性健康的有关问题中，心血管疾病居首位。其中高血压、高血脂、糖耐量降低、心悸等在更年期女性中十分常见。

心悸：心脏预警

更年期心悸

更年期心悸的表现是感到心脏跳动得很快，有时甚至能感觉到心脏在胸腔中的跳动。这种心悸感常常伴随着焦虑和紧张情绪，主要原因是女性激素水平的变化，特别是雌激素水平下降，导致交感神经系统的活动增加，引起心脏跳动的加快。

更年期心悸有什么症状

心跳加快：更年期卵巢功能逐渐下降，可能会导致自主神经失调，引发心悸，出现心跳加快的现象。这时应该多卧床休息，缓解不适症状。平时在饮食上可以多吃一些植物雌激素含量比较高的食物，比如大豆等。

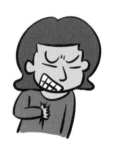

心律不齐：更年期心悸有时会表现出心律不齐的症状，即心跳节律不规律，心跳时快时慢。心律不齐可能导致女性心慌、焦虑和不安，主要原因也是雌激素的减少影响心脏的生理活动，导致心律不稳定。

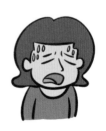

更年期心悸可能还会伴有大汗、胸闷、呼吸短促等表现。

更年期如何降低患心脏病的风险

　　女性进入更年期前，体内雌激素水平的平稳可以使血管弹性、血压和胆固醇维持在一个正常水平，血管不容易出现僵硬或堵塞。进入更年期后，女性体内雌性激素大幅度减少，心脏血管缺乏适应力，导致血管堵塞的概率提升，所以心脏病的发病率也会增加。

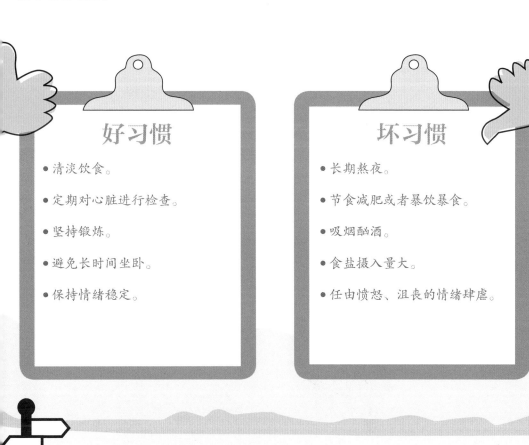

好习惯

- 清淡饮食。
- 定期对心脏进行检查。
- 坚持锻炼。
- 避免长时间坐卧。
- 保持情绪稳定。

坏习惯

- 长期熬夜。
- 节食减肥或者暴饮暴食。
- 吸烟酗酒。
- 食盐摄入量大。
- 任由愤怒、沮丧的情绪肆虐。

更年期心脏病与饮食的关联

　　不良的饮食习惯是导致更年期心脏疾病的因素之一。摄入过多的热量和盐等都可能诱发心脏病，平时应选择全谷类食物，减少脂肪和盐的摄入，适量摄入蛋白质。

有益心脏健康的食物

核桃

核桃含有氨基酸、卵磷脂、维生素、不饱和脂肪酸等物质，这些营养物质都有利于心血管健康。

松子

松子含有维生素、不饱和脂肪酸等，能降低血清里胆固醇水平，适量吃松子，可降低心血管疾病的发病率。

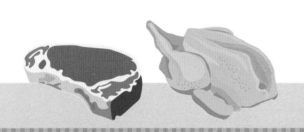

鸡肉、牛肉

鸡肉、牛肉等富含蛋白质的食物有助于提高机体免疫力。

木耳

木耳中含有维生素、矿物质、蛋白质等营养物质，这些营养物质可以为心脏提供营养。

鱼类

鱼类所含的 ω-3 脂肪酸可以降低心血管疾病的发病率。

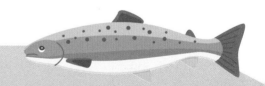

谷物类

谷物中丰富的纤维素可以促进消化系统的健康，有助于控制血糖和胆固醇水平，从而间接保护心脏。

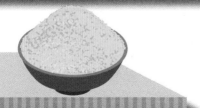

更年期注意预防动脉硬化

更年期女性预防动脉硬化可以吃什么

植物蛋白：植物蛋白是优质蛋白质，豆类食物中富含植物蛋白，且不含胆固醇，对预防动脉硬化有很好的效果。

膳食纤维：膳食纤维可以促进胃肠蠕动，减少胆固醇的吸收，从而降低血液中胆固醇的含量。富含膳食纤维的食物有燕麦、玉米、芹菜等。

维生素 C：维生素C可以促进铁吸收，对预防动脉硬化有一定的辅助作用。富含维生素 C 的食物有柑橘类水果、草莓等。

更年期如何预防动脉硬化

合理膳食：要想预防动脉硬化，首先要从日常饮食着手，保证饮食的健康、科学。肥胖的女性更要注意对个人饮食进行合理的调整，远离对身体健康有害的食物。

多运动：运动的缺乏不仅会导致个人身体抗病能力降低，还会导致体内脂肪的堆积，使得血管系统受损，引起动脉硬化。应该通过多运动的方式，增强自己的身体素质，消耗体内多余的热量和脂肪，促进新陈代谢。

放松心情：动脉硬化的发病和个人的心理、情绪也有一定的联系，因此要保持良好的心态，避免情绪波动幅度过大。

动脉硬化症状有哪些

头晕头痛　　心悸　　　　注意力不集中　　肢体麻木

烦躁　　　　失眠　　记忆力减退

血脂、血糖升高的原因

血脂升高的原因

饮食习惯不佳：平时进食过多油腻食物，如肥肉、油炸食物等，以及过多含糖量较高的食物，如蛋糕、糖果等，导致机体摄入脂肪过多，超过机体代谢分解的能力，多余的脂肪可能会堆积在体内，导致血脂升高。

体型肥胖：体型肥胖的人，体内脂肪过多，会引起高血脂。

其他原因：遗传、基因突变等因素，导致体内胰岛素分泌不足，致使血糖控制不佳，间接影响脂肪代谢，引起高血脂。

糖尿病的病因

家族史：家族中有Ⅰ型糖尿病病史是更年期女性患糖尿病的一个风险因素。遗传因素在Ⅰ型糖尿病的发病中起到重要作用，这意味着如果家族中有成员患有这种疾病，其他成员也可能有患病风险。

高糖饮食：高糖饮食可能导致血糖水平升高，进一步引发胰岛素抵抗和糖尿病。更年期女性可能偏好高糖食物，例如糖果、蛋糕等，这些食物摄入过多会促使血糖水平升高，增加患糖尿病的风险。

肥胖：肥胖是导致更年期女性患糖尿病的一个重要因素。由于体内激素水平的变化，更年期女性可能会出现体重增加和脂肪堆积的情况。肥胖会导致胰岛素抵抗，使身体对胰岛素的反应减弱，从而导致血糖水平升高，增加患糖尿病的风险。

更年期女性血糖值

代谢分类	世界卫生组织标准（mmol/L）	
	空腹血糖	糖负荷后2小时血糖
正常血糖	< 6.1	< 7.8
空腹血糖受损	6.1~7.0	< 7.8
糖耐量减低	< 7.0	7.8~11.1
糖尿病	≥ 7.0	≥ 11.1

如何应对更年期高血压

患上更年期高血压怎么办

药物治疗：一定要根据医嘱，服用降压药物来控制血压。

生活方式改变：饮食上减少高盐食物的摄入，增加蔬菜水果的摄入，控制酒精和咖啡因的摄入量。适度的有氧运动，如散步、游泳等，可以帮助降低血压。此外，保持适当的体重也对血压控制有帮助。

心理调节：更年期女性情绪波动较大，焦虑和压力可能会加剧血压升高。可以通过深呼吸、冥想等，减轻焦虑和压力，有助于维持血压的稳定。

更年期控制血压饮食调理之"2 不吃"

不吃高盐食物

在高血压患者中，有 28% 的患者会因为盐分摄入过多而引发血压不稳，而盐分摄入过多还会在无形中导致钾元素流失，引发低钾血症等疾病。更年期女性应注意清淡饮食，每天的食盐摄入量最好控制在 5 克以内。

不吃高糖食物

更年期女性体内的雌激素水平下降，容易出现肥胖、超重等问题。应该限制糖分的摄入，少吃蛋糕、点心、糖果等高糖食物。

判断血压高不高，要靠测量，不能靠感觉

血压的高低，要看血压仪测量出来的数值。血压的等级分为正常、一级、二级、三级，测量的时候以非同一天测量 3 次的结果为依据，并且要选择心情愉悦、情绪平和的时候测量，人在情绪激动或者紧张的时候血压会比平时高，这个时候测量出来的数值不能作为参考，所以要选择情绪缓和的时候再去测量。若是 3 次测量结果显示高压等于或大于 140、低压等于或大于 90，就视为高血压。

类别	收缩压 / 高压 (mmHg)	舒张压 / 低压 (mmHg)
正常	90~139	60~89
一级高血压（轻度）	140~159	90~99
二级高血压（中度）	160~179	100~109
三级高血压（重度）	≥ 180	≥ 110

测量血压时需要注意的 7 件事

1. 不要说话：在测量血压的时候说话，测量结果可能会高 5~19 毫米汞柱。

2. 不要跷二郎腿：在测量血压的时候跷二郎腿，测量结果可能会高 2~15 毫米汞柱。

3. 尽量不要在寒冷的环境下测量：在寒冷环境下测量血压，结果可能会高 5~23 毫米汞柱。

4. 上臂不要低于心脏水平：测量血压时上臂位置如果低于心脏水平，测量结果可能会高 3~20 毫米汞柱。所以，在测量血压的时候，上臂要与心脏保持同一水平。

5. 水银血压计放气不要太快：使用水银血压计时，袖带放气太快，低压会升高 2~6 毫米汞柱。

6. 后背要有支撑，胳膊不要悬空：很多人测量血压的时候，后背没有支撑或胳膊悬空，测量结果会高 2~6 毫米汞柱。

7. 不要憋尿、激动、紧张：测量时存在憋尿、激动、紧张等情况时，测量结果可能会高 4~11 毫米汞柱。

如何正确测量血压

选择合适的血压计：为了保持血压计与心脏齐平，建议选择电子上臂式血压计。不推荐使用指尖、腕式血压计来测量血压。

平复情绪：测量前 30 分钟不可进行剧烈运动，也不可吸烟，并且需要避免饮用酒、咖啡、茶等饮品，否则容易导致测量结果出现偏差。

测量方法：在测量过程中，手臂、背部、双腿放松，手掌张开朝上，让袖带中心和心脏在同一条水平线上；初次测量时应对左、右上臂各进行一次测量，以血压结果较高的一侧作为之后测量血压的上肢。

测量时间：人的血压会随着时间的变化而变化，一般在早晨 8:00~9:00、下午 4:00~6:00 达到高峰，在凌晨 2:00~3:00 则降至低谷。建议优先选择在高峰时间测量，为了避免同一天血压正常变化的干扰，也可以在午间 12:00 时，再进行一次测量。不建议在晚上 7:00 之后测量，这时血压处于较低水平，此时测量会出现偏差。

骨骼保健很重要

随着年龄的增长，人体的骨骼重量逐渐减轻，在更年期骨量丢失速度明显加快，容易导致骨质疏松。

骨质疏松更"偏爱"女性

骨质疏松为何更"偏爱"更年期女性

正常情况下，女性的骨含量低于男性，但女性体内的雌激素可增加骨骼钙含量，保护骨量。当更年期女性体内雌激素水平降低时，骨量会失去雌激素的保护，随着时间的推移，骨量会一点一点地减少，这将增加骨质疏松的可能性。

为什么骨质疏松症被称为"寂静的杀手"

医学界形容骨质疏松症为一个静悄悄的流行病，这是源于此种疾病在骨折发生以前通常没有疼痛或者其他症状，而其本身实际已经开始在人体内慢慢发展，直到最后发生了腕部、髋部甚至是脊柱的骨折才被察觉。因此，骨质疏松症也被称为"寂静的杀手"。

常见的骨质疏松表现

骨痛：腰椎处于脊柱的最低位，负荷大，又是活动段与固定段的交界处，所以会先出现腰背痛，其次是髋部、膝盖、双下肢及全身的疼痛。骨痛一般开始于静止状态，活动时疼痛加重，活动后缓解；较长时间保持某一固定位置时疼痛加重。

关节疼痛：出现不同程度、不同部位的关节疼痛，常常伴有腰腿乏力，双下肢抽筋，弯腰、翻身、下蹲、行走等活动困难或受限制。

骨折：容易发生骨折，轻微的外力作用，如剧烈咳嗽、大笑都可导致骨折发生。

身材走样：导致身材变矮、弯腰驼背、脊柱畸形。

其他：可能出现疲乏无力、虚弱、肌肉痉挛等症状。

得了骨质疏松怎么办

饮食调理：多吃高蛋白、高维生素的食物，如鸡蛋、牛奶、鱼肉、西红柿等，有利于骨基质形成，起到缓解病情的作用。

体育锻炼：游泳、跑步、打羽毛球等运动可以促进身体的血液循环，通过肌肉运动刺激骨骼，促进成骨细胞的活动，能够改善骨质疏松，但要注意运动强度要适度。

电磁疗法：如果症状较轻，可以到医院，在医生的指导下使用电磁疗法进行治疗。电磁疗法是将电磁场作用于人体，促进人体局部的血液循环，可以缓解骨质疏松引起的肌肉酸痛。

日光疗法：可以遵医嘱采用日光疗法缓解病情。光照可以促进维生素 D 的合成，促进骨钙沉着。

药物疗法：若病症较为严重，可遵医嘱使用药物进行治疗，缓解病症。

骨质疏松的危害

骨关节疼痛：骨质疏松主要与体内骨量减少有关，骨量减少容易导致骨骼的硬度降低，刺激疼痛感受器，所以会产生骨关节疼痛的症状，比如下腰部疼痛或者膝关节疼痛等。

影响关节的负重能力：出现骨质疏松时，负重骨的硬度降低，所以会影响关节负重能力，比如可能无法长时间负重运动。

诱发病理性骨折：如果骨质疏松的情况比较严重，通常容易导致骨质的破坏，从而引发病理性骨折的问题，比如腰部压缩性骨折等，会造成运动功能障碍。

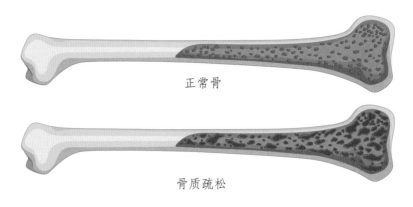

正常骨

骨质疏松

更年期女性如何预防骨质疏松

保持均衡的膳食：均衡膳食，不仅能够提高机体的免疫能力，还可以补充身体所需的多种营养物质，更好地预防骨质疏松。

补充钙剂：更年期女性体内容易缺乏钙，可以吃一些含钙较多的食物或者钙片等，增加骨密度和骨强度，有助于预防骨质疏松的发生。

补充雌激素：更年期女性体内容易缺乏雌激素，导致破骨细胞活性增强，此时可遵医嘱服用药物补充雌激素，抑制破骨细胞的活性，预防骨质疏松。

适当运动：运动可以增强骨骼强度和骨密度，有助于预防骨质疏松。平时适当运动，可以提高骨骼的负重能力。

戒烟戒酒：烟草中的尼古丁会影响钙的吸收，酒精会使骨骼中的钙流失。因此，戒烟戒酒对于预防骨质疏松非常重要。

定期检查：更年期女性要定期进行骨密度检查，以便及时预防和治疗骨质疏松。

你存在骨质疏松的风险吗

一般出现骨质疏松后，会有腰背部疼痛的症状，另外还有身高缩短、弯腰驼背、碰撞或跌倒后就会骨折等现象，这些都是骨质疏松的典型症状。如果出现了这些症状，应高度重视。

可以用骨质疏松计算公式来判断是否有骨质疏松的风险。

计算方法：

[体重（千克）- 年龄] × 0.2 = 风险指数

结果分析：

指数 > -1，低风险

指数在 -1 和 -4 之间，中风险

指数 < -4，高风险

如何强健骨骼

补充足量的钙，"喂饱"血液

身体里99%的钙储存在骨头和牙齿里，另外的1%在血液里，控制着肌肉收缩、血液凝结、激素分泌。如果日常饮食中摄入的钙不够，身体就需要从骨骼中汲取钙的"存量"，以此来维持血液中的钙含量。

时间久了，就会导致骨质疏松。

维生素D帮钙找到"家"

维生素D的作用相当于钙类稳定剂，能促进身体对食物中钙的吸收，并锁定到骨骼中。多晒太阳，紫外线与皮肤中的化学成分相互作用可以产生维生素D；多吃蛋类、鱼类、谷物、动物肝脏等食物，也可以补充维生素D。

多吃水果和绿叶蔬菜

大部分水果和蔬菜都含有一定量的钾，尤其是绿叶蔬菜中还含有丰富的镁和维生素K。研究表明，这三种营养元素对于维持骨骼健康具有重要意义。

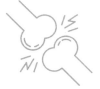

关节痛也很烦恼

从事重体力劳动，很可能会使关节受压，导致关节过度受损，随着年龄的增长，关节会出现退行性病变，发力就会引起疼痛。

吃高嘌呤的食物，或者被病菌侵入等都可能诱发关节炎，典型的症状是关节疼痛及活动受限等。

饮食不当会导致营养不良，引起骨质疏松，出现肢体乏力、酸痛等。

更年期内激素水平的波动，会对关节产生影响，导致更年期女性容易出现关节疼痛。

关节痛怎么办

平时注意休息，避免跑跳、登山等高强度活动，可以适量做一些舒缓的运动，比如游泳、瑜伽等。在平时的饮食中，多摄入富含维生素 D 和钙的食物，有助于维持骨骼健康，改善关节疼痛。关节受凉会影响局部血液循环，导致关节不适，因此天气降温时要注意关节保暖。

更年期关节养护，营养均衡很重要

进入更年期后，女性的咀嚼功能和胃肠消化功能都有所下降，要注意食物的营养均衡性。补充适量的肉、蛋、奶等蛋白质含量丰富的食物，多吃新鲜的蔬菜、水果等富含维生素的食物。此外，补钙虽不能直接预防骨关节炎，但钙元素的补充可以延缓钙质流失，增强骨骼支撑力和坚韧度，减少对关节软骨的磨损。

保护关节，从日常做起

肩关节：日常生活中做一些双手举过头的拉伸动作能提高肩部灵活度。每天肩部多向后转动多次，可减轻弓腰驼背对肩关节的磨损。同时，经常摆臂对保护肩关节也有很大帮助。

肘关节：举重物等一些动作有可能导致肘关节损伤，每天弯曲、伸直手臂多次，可以使肘关节附近的韧带保持柔软。

指、腕关节：手指和腕部关节同样容易发生磨损，在日常生活中，应避免让手保持同一姿势太久。经常做抓握动作，左右上下活动手腕，均有利于手指关节和腕关节的健康。

膝关节：日常生活中膝关节的保养主要包括减少负重和控制运动量，应该尽量避免长期爬山、长跑等对膝关节产生较大压力的运动。

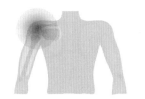
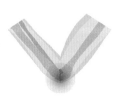
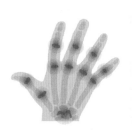
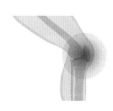

第七章

适时调整夫妻关系，生活更精彩

更年期女性会发生一些生理和心理的变化，这些变化可能会使夫妻之间出现一些隔阂，其实改善夫妻关系的方法很简单，只需要相互包容、相互理解，真诚地交流彼此的感受和需求即可。

男性也有更年期吗

男性到了 50 岁左右，雄激素的分泌量会逐渐减少。因体内激素分泌的变化所产生的身心障碍，像脾气大、控制不了自身情绪等，就是更年期的表现。

男性更年期不被重视的原因

男性更年期症状出现相对较晚

部分男性是在退休后才开始出现更年期症状，他们的症状被激惹和被感受的范围相对较小。还有些人会对他们的更年期症状冠以"退休后心理失调""退休失落感"等新名词，使得很少会有人想到是更年期带来的这一系列变化，所以男性更年期就这样被淡化了，甚至还有许多人认为男性不存在更年期。

男性情绪相对内敛

很多男性较少向别人倾诉自己的感受，情绪相对来说比较内敛，所以更年期的症状不容易被他人所察觉。

男性更年期没有明显的身体变化

女性更年期的变化明显，可以直接将月经变化与更年期联系到一起。男性更年期则没有很明显的特点，而且在临床医学资料和医学教科书上也没有做过详细地讨论和阐述，所以许多人也就未曾从这个角度去多做探索。

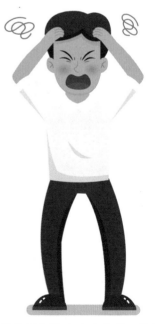

男性更年期也会有焦虑、易怒、抑郁等情绪变化。

男性更年期综合征的诱因

雄激素水平下降是导致男性更年期综合征的基本病因。随着年龄的增长，男性睾丸逐步萎缩，功能逐步退化，雄激素分泌减少。另外，不良的生活习惯，如吸烟喝酒、高脂饮食、熬夜等，会加重男性更年期的各种症状。

容易疲劳、食欲不振、便秘或腹泻、骨骼与关节疼痛、肌量和肌力下降、经常感到腰酸腿软等。

精力不集中、记忆力减退、性情急躁、易怒、多疑或感情淡漠、对生活失去热情。

男性更年期综合征
的症状

可能会有心血管系统症状，如心悸、血压波动、头晕、耳鸣等；神经方面会出现失眠、少寐多梦、健忘等。

性欲减退、性活动减少、勃起功能障碍、射精无力和精液量减少等。

男女更年期的区别

发病年龄不同

男性更年期通常发生在
50~60 岁，女性更年期通常
发生在 45~55 岁。

原因不同

男性更年期是由体内雄激素
水平下降、性腺功能减退等导致
的。女性更年期是由卵巢功能减
退、雌激素水平下降等导致的。

症状不同

男性更年期，可能会出现情绪
低落、体力下降、性欲减退，以及
勃起功能障碍等。女性更年期，通
常会有月经周期改变、抑郁、焦虑、
情绪不稳定、身心疲劳等表现。

生育功能差异

男性更年期后，性功能有所
下降，但一般不会出现精子完全
消失的情况，仍有一定的生育功
能。而女性一般会伴随绝经的情
况，丧失生育功能。

发生频度不同

男性出现更年期症状的
可能性比较小，人数占比
较少，而大部分女性会出
现更年期的症状。

男性更年期，应该如何进行心理调节

男性进入更年期之后，往往情绪会出现比较大的波动。应多注意加强情绪方面的调节，保持良好心情，不要有太大的心理压力，家人也要多一些理解和关怀。

适当的锻炼，比如散步、打太极拳等，有助于提高身体的抵抗力，对于更为平稳地度过这一特殊时期有很好的帮助。一些男性在更年期时睡眠质量会变差。建议每天保证充足的睡眠，早睡早起。

男性更年期综合征重在预防

定期检查：通过检查，对已经出现问题的部位加强治疗。在日常生活中，要重视体育锻炼，增强体质。

调整饮食：更年期要保证全面、充足的营养，多吃一些能够改善性腺功能的食物，可以减轻更年期出现的一些症状。另外，更年期饮食结构应以低盐、清淡、荤素搭配为原则，忌辛辣等刺激性的食物。

生活规律：男性在更年期精力与体力大不如以前，容易超负荷运转。因此要合理安排日常生活，量力而行，尽量保持充沛的精力与体力。还要保证充足的睡眠，改变不良生活嗜好，如酗酒、吸烟等。

定期做运动：加强自我保健，在更年期坚持进行有规律的体育锻炼或者其他能活跃身心的活动，例如书法、绘画、下棋、养花等。这些活动会使注意力从感受自身转移到对生活和自然的热爱，从而改善自身的心理状态，让自己更加健康。

双方同时进入更年期该怎么相处

一起制订健康的饮食计划，确保营养均衡，为身体提供必要的能量和养分。还可以共同参与适度的运动，如散步、瑜伽等，这不仅有助于身体健康，还能增进彼此的感情。一起制订新的生活目标，重新规划未来的生活方向，这有助于振奋信心，共同迎接新的生活。

双向奔赴，维持更好的夫妻关系

爱是双向奔赴的，理解和支持是夫妻关系中不可或缺的元素。夫妻关系是很多人生命中重要的一部分，要努力去理解、支持和爱护对方，共同创造一个美好的未来。

理解和尊重至关重要

夫妻双方需要了解对方的感受和经历，尊重对方在更年期所经历的身体和情绪变化。避免对对方进行指责或批评，而是以理解和支持的态度来面对这个阶段。

关心对方的身体健康

在更年期，不论男女，身体和情绪都可能会经历一系列变化。夫妻双方需要关注对方的身体健康状况，鼓励对方进行适当的锻炼，调整不良饮食习惯。有需要时，可以寻求专业医生的帮助和建议。

沟通是夫妻和睦的关键

夫妻双方在更年期更需要坦诚地交流彼此的感受和需求，通过沟通，可以更好地理解对方的情绪和需求，找到双方满意的解决方案。同时，也要避免过度依赖沟通来解决问题，要学会倾听和理解。

增加互动和亲密关系

在更年期，女性的情感需求可能会增加。夫妻双方需要增加互动，增进亲密关系，例如共同参加一些活动等，互相陪伴、互相安慰可以增强夫妻之间的情感联系，缓解更年期带来的情感压力。

寻求专业帮助

如果夫妻关系在更年期出现了严重的问题，可以寻求专业心理医师的帮助。心理医师可以帮助夫妻双方更好地理解彼此的需求和情感，提供有效的解决方案和建议。

夫妻生活的误区

绝经意味着性功能丧失

女性绝经后，随着卵巢功能的减退，雌激素分泌显著下降，可能会出现阴道干涩、瘙痒和性交疼痛等现象。出现这些现象后，一些女性会以为自己的性功能丧失了，于是拒绝进行性生活。

更年期性生活不和谐很正常

对更年期男女来说，保持合理的作息，每周做1~2次有氧运动，进行性生活时适当使用润滑剂等性用品，增加前戏时间等都能改善性生活。如果因为性生活影响到了夫妻感情，一定要及时咨询医生。

更年期要减少性生活

性爱频率要根据夫妻双方的身体状况和生活习惯来确定，应顺其自然。刻意降低频率不仅对双方的健康无益，还会导致女性激素失调，加重更年期症状，导致夫妻感情不和。

男性更年期后应该"节欲保精"

中医养生主张的"节欲保精"并不是禁欲，而是适当进行性生活，以维持身体各项机能的平衡。刻意减少性爱并不能保精，反而可能影响身体健康。

为什么出现性生活不协调

性生活频率过高、时间过长或过于剧烈可能会导致夫妻一方或双方疲劳，从而影响性生活的和谐。夫妻之间应互相尊重和爱护，多沟通交流，了解对方的需求，从而提高双方对性生活的满意度。另外，身体健康问题如疾病、药物副作用、疼痛或疲劳等都会影响性生活的协调，可能会降低性欲或导致性行为中的不适感。

不必"谈性色变"

女性对绝经期的认知也会影响性功能，尤其是坚信自己不应该有性生活时。长期以来，女性被灌输了这样的错误观念：到了更年期，女性就不再有性吸引力，不再有魅力。

人到中年，正确看待性

从本质上讲，对于中年女性来说，性功能和更年期本身关系并不大，绝经前和绝经后，女性的性器官在反应方面无明显差异，更年期的到来并不会导致性欲下降。

事实上，和更年期症状相比，女性整体身心状况对性功能影响更大。如女性对伴侣关系的满意度，对性的态度等都会影响女性性功能。

性欲可以带来愉悦感和满足感，有助于减轻压力和焦虑。当女性处于愉悦状态时，身体会释放一些有益的化学物质，如内啡肽和多巴胺等，这些物质有助于提高身体的免疫力和抵抗力。

性，请继续
- **正确认识**性生活。
- **正视自己**的性需求。
- **不要过于在意**性生活次数。
- **进行安全**性行为。
- **采取避孕**措施。

02 正视自己的性需求。人天生具有性爱需求，它是人性的重要组成部分。

01 正确认识性生活。坦然地向伴侣讲述自己的感受。

04 进行安全性行为。在性生活中，绝经期和绝经后女性比年轻女性更容易感染疾病。

05 采取避孕措施。很多中年女性都认为自己不会怀孕。安全起见，在最后一次月经周期结束后的一年内，仍应继续采取避孕措施。

03 不要过于在意性生活次数。不要把数量和质量混为一谈，性爱质量不等同于性交次数。

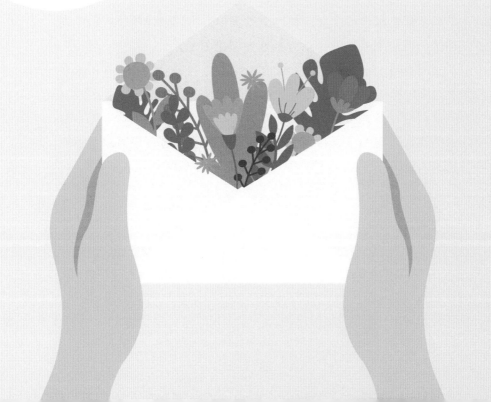

如何缓解性交痛

性交痛的原因

进入更年期以后，女性抵抗力下降，容易感染阴道炎，引起性生活疼痛。另外，盆腔炎、阴道干涩等原因也会引发性交痛。

当女性患有阴道炎时，炎症反复刺激阴道皱襞，进行性生活时就会感觉到疼痛。如果患有盆腔炎，反复刺激盆腔组织，使盆腔处于充血、水肿的状态，进行性生活时，刺激局部炎性组织也会容易引起疼痛。

进入更年期以后，女性体内雌激素分泌逐渐减少，阴道开始出现萎缩，阴道皱襞消失，阴道分泌物减少，从而使阴道变得干涩，进行性生活时容易出现性交痛。

性交痛的缓解方法

以合适体位进行性交：在性交过程中，可以选择能够控制节奏的体位。其主要目的是让双方都能感觉到舒服。

正确使用润滑剂：有的女性在更年期，阴道会变薄、变干，在性交过程中可以使用润滑剂来缓解。

及时治疗各种炎症：性交或排尿时如果产生明显的灼痛感，需要及时到医院检查是否存在尿道感染的问题。此外，还需要注意疼痛感是否由疱疹病毒所引发。如果存在这个问题，必须及时进行治疗，在治疗期间禁止性生活。在完成治疗之后，性交时需要使用安全套，避免病情反复发作。